A INVENÇÃO DE UMA BELA VELHICE

MIRIAN GOLDENBERG

A INVENÇÃO DE UMA BELA VELHICE

PROJETOS DE VIDA E
A BUSCA DA FELICIDADE

5ª EDIÇÃO

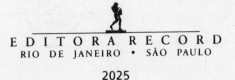

EDITORA RECORD
RIO DE JANEIRO • SÃO PAULO
2025

CIP-BRASIL. CATALOGAÇÃO NA FONTE
SINDICATO NACIONAL DOS EDITORES DE LIVROS, RJ.

G566i Goldenberg, Mirian
5ª ed.   A invenção de uma bela velhice: projetos de vida e a busca
da felicidade / Mirian Goldenberg. – 5ª ed. – Rio de Janeiro:
Record, 2025.

Inclui bibliografia
ISBN 978-85-01-11874-5

1. Envelhecimento – Aspectos sociais. 2. Envelhecimento
– Aspectos psicológicos. I. Título.

20-62168
CDD: 305.26
CDU: 316.346.32-053.9

Leandra Felix da Cruz – Bibliotecária – CRB-7/6135

Copyright © by Mirian Goldenberg, 2021

Texto revisado de segundo o novo Acordo Ortográfico da Língua Portuguesa.

Todos os direitos reservados. Proibida a reprodução, armazenamento ou transmissão de partes deste livro, através de quaisquer meios, sem prévia autorização por escrito.

Direitos exclusivos desta edição reservados pela
EDITORA RECORD LTDA.
Rua Argentina, 171 – 20921-380 – Rio de Janeiro, RJ – Tel.: 2585-2000

Impresso no Brasil

ISBN 978-85-01-11874-5

Seja um leitor preferencial Record.
Cadastre-se no site www.record.com.br
e receba informações sobre nossos
lançamentos e nossas promoções.

Atendimento e venda direta ao leitor:
sac@record.com.br

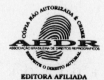

Para minha mãe,
com gratidão e saudade.

*Rugas deveriam apenas indicar
onde os sorrisos estiveram.*
Mark Twain

Sumário

Por que a invenção de uma "bela velhice"?   11
A "bela velhice"   25
Inventar a "bela velhice"   41
Encontrar o projeto de vida   49
Buscar o significado   55
Conquistar a liberdade   63
Almejar a felicidade   75
Cultivar a amizade   85
Viver o presente   93
Dizer não   101
Respeitar a vontade   109
Vencer o medo   117
Aceitar a idade   125
Dar risada   137
Construir a (própria) "bela velhice"   147

Referências bibliográficas   159

Cabe lembrar que muitos dos que hoje têm mais de 60 anos pertencem à geração que fez uma revolução comportamental no século passado, nos anos 1960 e 1970. Homens e mulheres que quebraram tabus, romperam com estigmas e preconceitos relacionados ao corpo, sexo, casamento, família, amor, trabalho etc. Essa geração — que alguns estudiosos chamam de *ageless* ou "sem idade" — envelheceu, mas não se aposentou de si mesma: continua tendo projetos de vida, criando, trabalhando, dançando, cantando, estudando, viajando, amando e muito mais. É uma geração que não aceita rótulos e etiquetas e que está inventando uma nova forma de envelhecer, assim como inventou uma nova forma de ser jovem no século passado. Ela é protagonista de uma verdadeira revolução comportamental e simbólica dos mais velhos, talvez a mais importante do século XXI.

Por que a invenção de uma "bela velhice"?

No dia 22 de agosto de 2019, quando terminei a entrevista com Sara, uma professora aposentada de 92 anos, dei a ela o meu livro *A bela velhice*. Depois de olhar atentamente a capa do livro, Sara disse:

> *Mirian, minhas amigas me enviaram sua palestra sobre a curva da felicidade, envelhecimento e amizade. Eu amei e compartilhei com todo mundo. Mas a capa do seu livro não representa a beleza da velhice: uma flor murcha, velha e feia. Você precisa urgentemente trocar a capa do livro, fazer uma capa mais bonita, mais viva, mais alegre, mais colorida. Já que você quer construir uma maneira mais bonita de enxergar os mais velhos, por que não muda o título para* A invenção de uma bela velhice?

O vídeo da palestra citada por Sara foi postado no YouTube no início de 2018 e rapidamente viralizou: alcançou mais de 1,1 milhão de visualizações, ficando em primeiro lugar nos mais vistos e relevantes entre todos os TEDxSãoPaulo. "A invenção de uma bela velhice", palestra baseada na minha pesquisa com 5 mil pessoas, entre homens e mulheres, revelou os achados mais interessantes dos estudos que venho realizando nas últimas duas décadas.

Durante alguns meses fiquei com a crítica de Sara martelando na minha cabeça. Ela tem toda razão. A imagem da capa não representa nem a ideia de "bela velhice" nem o conteúdo do livro e da minha pesquisa sobre envelhecimento e felicidade.

A nova edição do livro, totalmente revista e atualizada, surgiu como resultado da minha pesquisa com Sara e com mais de trinta nonagenários. Desde março de 2015 só tenho pesquisado mulheres e homens de mais de 90 anos. Todos, como Sara, são independentes, saudáveis, alegres, curiosos e com muitos interesses e projetos de vida. Alguns deles, como mostrei no livro *Liberdade, felicidade & foda-se!*, tornaram-se os meus melhores e mais queridos amigos, como Guedes e Canella, de 96 anos, e Gete e Nalva, de 91.

Com eles, aprendi que a velhice é bela quando não tentamos congelar nossos corpos, comportamentos e ideias e quando aprendemos a saborear intensamente essa fase da vida, que pode ser o melhor momento de toda a nossa existência.

Uma das descobertas mais instigantes da minha atual pesquisa é a diferença entre o discurso feminino e o masculino sobre o processo de envelhecimento.

Homens e mulheres falaram da importância do projeto de vida, do amor, da saúde e da independência física e econômica. Para todos, o tempo é o principal capital e deve ser aproveitado da melhor forma possível. Há uma urgência de usar muito bem o tempo que resta, priorizando o que é realmente importante e verdadeiro em suas vidas. A busca de projetos de vida que tornem as suas existências mais significativas esteve muito presente nos discursos dos homens e das mulheres de mais idade.

As mulheres falaram mais do pânico de envelhecer, da invisibilidade social e das perdas relacionadas ao corpo/aparência. Elas demonstraram que, quando jovens, não tiveram tempo para cuidar de si mesmas, pois estavam completamente absorvidas pelo mundo da casa, da família e (em muitos casos) da profissão. Elas enfatizaram que os maiores ganhos da velhice são: a liberdade tardiamente conquistada e a valorização do papel das amigas, como fonte de apoio, de intimidade e de cuidado. "Bela velhice", para elas, é ter saúde, independência e tempo para concretizar os próprios desejos e sonhos. É o momento em que muitas se sentem mais livres e felizes pois podem "ser elas mesmas". Elas priorizam a liberdade junto com as amigas.

Já os homens revelaram ter medo do momento da aposentadoria, da impotência e da dependência física. Demonstraram que, quando jovens, não tiveram tempo para se dedicar à família, pois estavam completamente absorvidos pelo mundo do trabalho. Mais velhos, passaram a valorizar o mundo do afeto: a casa, a esposa, os filhos e os netos. Bela velhice, para eles, é ter cuidado, compreensão e carinho dos familiares, além de projetos que os façam se sentir úteis, ativos e produtivos. Eles priorizam a segurança com a família.

Cabe lembrar que muitos dos que hoje têm mais de 60 anos pertencem à geração que fez uma revolução comportamental no século passado, nos anos 1960 e 1970. Homens e mulheres que quebraram tabus, romperam com estigmas e preconceitos relacionados ao corpo, sexo, casamento, família, amor, trabalho etc. Essa geração — que alguns estudiosos chamam de *ageless* ou "sem idade" — envelheceu, mas não se aposentou de si mesma: continua tendo projetos de vida, criando, trabalhando, dançando, cantando, estudando, viajando, amando e muito mais. É uma geração que não aceita rótulos e etiquetas e que está inventando uma nova forma de envelhecer, assim como inventou uma nova forma de ser jovem no século passado. Ela é protagonista de uma verdadeira revolução comportamental e simbólica dos mais velhos, talvez a mais importante do século XXI.

No entanto, como tenho pesquisado homens e mulheres com estilos de vida e visões de mundo muito diferentes, não posso afirmar que todos façam parte de uma mesma geração revolucionária.

Recentemente, fiz uma linda e longa entrevista com Isaura, de 103 anos, que se tornou uma amiga querida. Ela, que faz questão de morar sozinha e realizar todas as atividades domésticas, é muito alegre, ativa, saudável, lúcida e independente. Isaura tem nove filhos na faixa dos 80 anos e quinze netos na de 60 anos. São três gerações de pessoas mais velhas na mesma família, com discursos, comportamentos e valores bastante distintos. Ao constatar diferenças marcantes nas formas de experimentar o envelhecimento, não é mais possível falar de velhice no singular: são "velhices", com distintos caminhos e escolhas de vida para envelhecer bem.

Apesar de transformações significativas nos discursos e comportamentos das pessoas mais velhas, alguns valores parecem resistir às mudanças. Muitos brasileiros, mesmo que de forma inconsciente, reproduzem e fortalecem os preconceitos e estigmas sobre a velhice. Acredito que a melhor palavra para expressar as representações atuais sobre o processo de envelhecimento é ambiguidade. A velhice tanto pode ser vista como uma fase de medos, perdas e doenças, quanto como um momento de beleza, liberdade e felicidade.

Um dado que sugere a ambiguidade dessa fase da vida é o fato de ter encontrado três diferentes tipos ideais de velhice na minha pesquisa. Denominei os diferentes discursos sobre velhice de "velhofobia", "velhoeuforia" e "velhoalforria".

Por exemplo, uma professora de 61 anos revelou um verdadeiro pânico de envelhecer, o que pode ser chamado de "velhofobia".

Desde muito jovem eu tenho pânico de envelhecer. Antes dos 30 eu já sofria com a decadência do meu corpo: ficava procurando rugas, cabelos brancos, manchas na pele. Já morria de medo de ser uma velha ridícula. Sempre tive vergonha do meu corpo flácido, gordo e enrugado. Sempre tive pânico de ficar doente, sozinha e dependente, e pavor de me sentir invisível, ignorada e abandonada. A velhice é uma espécie de morte antecipada. As pessoas têm nojo da feiura e da decrepitude da velhice. Envelhecer é só para os mais fortes e corajosos.

Já uma empresária de 65 anos apresentou o que chamei de "velhoeuforia". Ela disse que está fazendo "todas as coisas malucas" que sempre desejou e não podia fazer no passado.

Depois do meu divórcio, entrei em um aplicativo de namoro e já transei com dezenas de homens, todos na faixa dos 30 a 40 anos. Vivo como se fosse morrer amanhã, quero aproveitar intensamente o presente, recuperar o tempo perdido. Viajo muito, sempre saio para dançar e beber com as minhas amigas, estou criando um site para as mulheres mais velhas posarem nuas. Tatuei no pulso direito o meu botãozinho do foda-se. Quando me criticam, aperto o meu botão para todos os preconceitos, opiniões e julgamentos dos outros.

A ideia de "velhoalforria" surgiu no depoimento de uma escritora de 69 anos. Ela afirmou que envelhecer é uma verdadeira libertação das prisões sociais e familiares.

Após vencer uma depressão, eu renasci, desabrochei, floresci. Tirei da minha vida todas as pessoas que me faziam mal, algumas da família e amigas de infância. Passei a ter coragem de dizer não para tudo o que eu não quero mais na minha vida. Não faço mais nada só por obrigação, medo ou culpa. Não posso mais desperdiçar o meu tempo. Hoje, sou dona de mim mesma, senhora do meu tempo. Aprendi a respeitar a minha vontade e a minha verdade. Só agora eu me sinto livre para ser eu mesma.

Nas minhas palestras, muitos homens e mulheres me perguntam: "Você acha que a situação dos brasileiros mais velhos melhorou?" Não, muito pelo contrário. É impossível ignorar todos os dramas e problemas gravíssimos que cercam o envelhecimento no Brasil, em termos de saúde, políticas públicas, aposentadoria, mobilidade e violência contra os mais velhos. É importante ressaltar que a maior parte da população brasileira não tem o direito e a possibilidade de inventar uma "bela velhice". No entanto, apesar da situação trágica e do sofrimento que os brasileiros, especialmente os mais velhos, experimentam, quero mostrar que alguns homens e mulheres são verdadeiros exemplos da capacidade de inventar uma "bela velhice". Seus depoimentos provocam uma reflexão sobre alguns dos caminhos que podem ser seguidos por aqueles que, mesmo em tempos dramáticos, desejam ser mais livres, independentes, saudáveis, felizes, e querem ter a força e a coragem necessárias para enfrentar essa violência cotidiana, muitas vezes dentro das próprias casas. **Como escreveu Simone de Beauvoir, determinados homens e mulheres, por terem projetos de vida e uma vida mais ativa, criativa e independente, podem ajudar a revelar os caminhos para a construção de uma "bela velhice".** Apesar de não serem numerosos, os seus exemplos de vida são importantes e reveladores de como é possível aprender a envelhecer de uma forma mais autônoma, digna e saudável.

É inegável que os homens e as mulheres que estou estudando podem contribuir para mudar o olhar sobre a velhice e provocar uma reflexão sobre tudo o que ainda precisa ser feito para que os brasileiros tenham o direito não só de envelhecer, como também de viver com mais beleza, felicidade e liberdade. Como mostro em meus livros, artigos e palestras, a "bela velhice" não é um caminho apenas para as celebridades ricas e poderosas.

É muito impressionante o carinho que tenho recebido em todos os lugares do Brasil quando falo sobre a invenção de uma "bela velhice". No lançamento do meu livro em São Paulo, uma mulher comprou dez exemplares para "dar de presente às amigas que precisam ligar o botãozinho do foda-se para serem mais livres e felizes". No mesmo evento, uma jovem me contou que decidiu estudar geriatria depois de ler o livro e outra disse que criou uma conta no Instagram para a avó de 93 anos exibir suas roupas elegantes e divertidas. Elas disseram que perderam o medo de envelhecer após lerem o livro. Conheci ainda uma empresária que, depois de ganhar o livro da filha, decidiu criar um site para as mulheres refletirem sobre o pânico de envelhecer e está fazendo pós-graduação para discutir os direitos dos idosos. Sempre fico muito feliz e emocionada quando elas me dão um abraço apertado e dizem: "Mirian, muito obrigada. O seu livro mudou a minha vida. Eu te amo."

É por tudo isso que, após tantos anos de imersão no tema, me tornei uma verdadeira militante contra a "velhofobia". A tal ponto que uma querida amiga confessou que estava preocupada com a minha obsessão por pesquisar, escrever e falar sobre velhice.

Você só escreve sobre velho, só gosta de conversar com gente velha. Diz que tem 93 anos e usa uma camiseta com os dizeres: "Velho é lindo!" Eu posto no Instagram fotos dos meus filhos e netos, você só posta fotos dos seus velhinhos de mais de 90 anos. Até Academia da Terceira Idade está fazendo. É muito chato e deprimente ouvir o tempo todo que velho não é o outro, que eu também sou velha. Sei que é o seu projeto de vida, mas você não se cansa dessa militância full time *contra a velhofobia?*

Um leitor das minhas colunas na *Folha de S.Paulo* enviou uma mensagem pedindo que eu "parasse um pouco de escrever só sobre os mais velhos".

Por que você não para um pouco de escrever sobre velhice? Você tem tantas pesquisas bacanas, sou seu fã. Gosto muito quando você escreve sobre amor, sexo e traição. Sei que é importantíssima a sua fala sobre invisibilidade, preconceito e violência contra os mais velhos. Não quero que você pare de escrever sobre essa questão, reconheço que você é uma guerreira incansável e uma voz corajosa nessa luta tão crucial para todos nós. Mas dá só um tempinho, uma trégua, depois você volta com mais força ainda.

Compreendo a preocupação da minha amiga e o desejo do meu leitor. E prometo que mudarei de assunto quando não for mais necessário denunciar e refletir sobre nossos medos, preconceitos e sofrimentos associados ao envelhecimento. Por enquanto, preciso continuar mostrando que cada brasileiro que ignora, desrespeita e ofende os mais velhos deveria reconhecer que também é ou será velho um dia. Preciso continuar denunciando aqueles que são negligentes, violentos e abusam financeiramente das pessoas de mais idade, que xingam os mais velhos de feios, decrépitos e ridículos, pois eles estão construindo o seu próprio destino como velhos.

Se cada um de nós começar, dentro de casa, a escutar com atenção as histórias dos seus pais e avós, reconhecer a sua importância e valor, enxergar a beleza de todas as fases da vida, cuidar com carinho e demonstrar admiração e gratidão por tudo o que as pessoas de mais idade representam, não vou mais precisar falar e escrever tanto sobre velhice, não é verdade?

Como contei no livro *Velho é lindo!*, estou tão mergulhada no meu tema de pesquisa que até tenho sonhos com ele. Em um dos meus sonhos mais impactantes, eu estava dando aula na Universidade Federal do Rio de Janeiro e dizia aos meus jovens alunos:

> *A única categoria social que inclui todo mundo é velho. Somos classificados como homem ou mulher, homo ou heterossexual, negro ou branco. Mas velho todo mundo é: hoje ou amanhã. O jovem de hoje é o velho de amanhã. Por isso, como nos movimentos libertários do século passado do tipo* Black is beautiful, *nós deveríamos vestir uma camiseta com os dizeres: "Eu também sou velho!" ou, melhor ainda, "Velho é lindo!".*

Ainda no sonho, fomos em passeata até Copacabana, todos nós unidos, os velhos de hoje e os velhos de amanhã, vestindo camisetas e levando cartazes com as frases "Eu também sou velho!" e "Velho é lindo!". Na manifestação, inspirada em Martin Luther King, fiz um discurso apaixonado:

Eu tenho um sonho de que um dia o velho será considerado lindo e que todos nós poderemos viver em uma nação em que as pessoas não serão julgadas pelas rugas da sua pele, e sim pela beleza do seu caráter. Livres, enfim! Somos livres, enfim!

Acordei de madrugada repetindo alegremente: "Somos livres, enfim!" E com vontade de ir para Copacabana me manifestar gritando "Eu também sou velha!" e "Velha é linda! Viva a bela velhice! Somos livres, enfim!".

Meus novos amigos — de mais de 60, 70, 80 e, principalmente, mais de 90 anos — têm revelado que a velhice pode ser uma fase repleta de beleza e de projetos de vida. Eles não se aposentaram da vida: todos valorizam a liberdade, buscam a felicidade e cultivam a amizade. Vivem intensamente o momento presente: cantam, tocam piano e pandeiro, dançam, estudam, escrevem, trabalham, fazem exercícios físicos, amam e dão muitas risadas gostosas. Todos me fazem enxergar a beleza da velhice e comprovam que, como no meu sonho, ser "velho é lindo"!

A nova edição do livro é uma homenagem aos meus amigos nonagenários e a todos que estão junto comigo na militância contra a "velhofobia". Concluo, então, com uma expressão que aprendi com minhas alunas, e que tenho repetido para os que compartilham o meu projeto de vida: "Tamojunt@s!"

Como escreveu Simone de Beauvoir, determinados homens e mulheres, por terem projetos de vida e uma vida mais ativa, criativa e independente, podem ajudar a revelar os caminhos para a construção de uma "bela velhice". Apesar de não serem numerosos, os seus exemplos de vida são importantes e reveladores de como é possível aprender a envelhecer de uma forma mais autônoma, digna e saudável.

Apesar de não apresentar mapas, segredos, fórmulas ou receitas, cada capítulo do livro foi dedicado a desenvolver as ideias mais importantes que encontrei sobre os aspectos positivos do envelhecimento. Lógico que muitas outras questões também poderiam (ou deveriam) ser exploradas. Mas preferi destacar somente o que me pareceu mais relevante para pensar a construção de uma "bela velhice": encontrar um projeto de vida, buscar o significado da existência, conquistar a liberdade, almejar a felicidade, cultivar a amizade, viver intensamente o presente, aprender a dizer não, respeitar a própria vontade, vencer os medos, aceitar a idade e dar muitas risadas.

A "bela velhice"

No livro *A velhice*, Simone de Beauvoir, após descrever o dramático quadro do processo de envelhecimento, apontou um possível caminho para a construção de uma "bela velhice": ter um projeto de vida.

No Brasil, temos vários exemplos de "belos velhos": Caetano Veloso, Gilberto Gil, Ney Matogrosso, Chico Buarque, Marieta Severo, Rita Lee, Fernanda Montenegro, entre outros.

Duvido que alguém consiga enxergar neles, que já chegaram ou estão chegando aos 80 anos, um retrato negativo do envelhecimento. São típicos exemplos de pessoas chamadas *ageless*, ou "sem idade".

Fazem parte de uma geração que não aceitará o imperativo: "Seja um velho!" ou qualquer outro rótulo que sempre contestaram.

São de uma geração que transformou comportamentos e valores de homens e mulheres, que tornou a sexualidade mais livre e prazerosa, que inventou diferentes arranjos amorosos e conjugais, que legitimou novas formas de família e que ampliou as possibilidades de ser mãe, pai, avô e avó.

Esses "belos velhos" inventaram um lugar especial no mundo e se reinventam permanentemente.

Continuam cantando, dançando, criando, amando, brincando, trabalhando, estudando, transgredindo tabus etc. Não se aposentaram de si mesmos, recusaram as regras que os obrigariam a se comportar como velhos. Não se tornaram invisíveis, apagados, infelizes, doentes, deprimidos.

Eles, como tantos outros "belos velhos" que tenho pesquisado, estão rejeitando os estereótipos e criando novas possibilidades e significados para o envelhecimento.

Em 2011, após assistir quatro vezes ao mesmo show de Paul McCartney, perguntei a um amigo de 72 anos: "Por que ele, aos 69 anos, faz um show de quase três horas, cantando, tocando e dançando sem parar, se o público ficaria satisfeito se ele fizesse um show de uma hora?"

Ele respondeu sorrindo: "Porque ele tem tesão no que faz."

O título do meu livro *Coroas* é uma forma de militância lúdica na luta contra os preconceitos que cercam o envelhecimento. Tenho investido em revelar aspectos positivos e belos da velhice, sem deixar de discutir os aspectos negativos.

Como diz a música de Arnaldo Antunes: "Que preto, que branco, que índio o quê?/ Somos o que somos: inclassificáveis." Acredito que podemos ousar um pouco mais e cantar: "Que jovem, que adulto, que velho o quê?/ Somos o que somos: inclassificáveis."

•••

O pequeno texto acima, com o título "A bela velhice", foi publicado no dia 16 de novembro de 2012 no jornal *Folha de S.Paulo*.

O artigo teve muita repercussão, como muitos outros textos que escrevi para a *Folha*: foi recomendado, curtido e comentado por centenas de leitores. No entanto, diferentemente dos demais artigos, quase todos os e-mails que recebi sobre "A bela velhice" foram de homens.

Esse fato me chamou muita atenção. Afinal, recebo muito mais e-mails de mulheres do que de homens comentando meus textos. "A bela velhice" foi o único artigo que provocou mais mensagens masculinas.

Além de ficar intrigada com o fato, fiquei emocionada com o conteúdo das mensagens. Os leitores demonstraram estar muito gratos pelo que eu havia escrito.

Reproduzo aqui alguns trechos dos e-mails:

Cara Mirian, quero te agradecer por sua crônica. Tenho 69 anos, acabei de me aposentar. Ler o seu texto me deu ânimo para buscar alternativas mais prazerosas para o futuro. Estava em busca de cursos de reciclagem, mas só de ler as possibilidades oferecidas fiquei na dúvida se era o que eu queria. Sua crônica me induziu à reflexão: estou cheio de ser o que sempre fui profissionalmente. Mais do que isso: você me deu forças para buscar algo novo e que me dê prazer. Muito obrigado.

O artigo "A bela velhice" é para ser recortado e guardado com carinho. Nele, a velhice é tratada sem preconceitos, sem o rótulo de "melhor idade" — algo que considero uma panaceia. Alcançar a idade que alcançamos — tenho 66 anos — é um privilégio. Podemos não só ousar e cantar. Podemos tudo. Só depende de nós mesmos estabelecer um projeto de vida que nos motive cada vez mais, encarando e vencendo desafios. Viva a bela velhice!

Mirian, adorei sua coluna! Estou com 55 anos e tenho lutado contra as ideias de meus contemporâneos de que estamos velhos e acabados. Quando as pessoas começam a lembrar da maravilhosa juventude, costumo confrontá-los com os dramas e as dificuldades que sei que nós passamos. Eu estou muito feliz com a minha nova idade e vou distribuir seu artigo para todos os amigos, para que as pessoas comecem a ver que, sim, a vida continua na velhice. Obrigado por suas maravilhosas palavras!

Sou jornalista e tenho 64 anos. Há realmente uma nova geração de "idosos" experimentando saudavelmente o novo comportamento, sem os estereótipos a que estamos acostumados. As pessoas costumam se surpreender quando revelo a idade; dizem que aparento no máximo 52. Na verdade, o que comanda a minha jovialidade é a minha cabeça. Sugestão para aqueles que desejam se preservar: elevar o espírito, ser tolerante, humilde, generoso, praticar exercício físico e meditação. Sobretudo, ler, ler muito, mas preferencialmente algo que leve à autorreflexão e à mudança positiva de comportamento. E tem algo mais fundamental: buscar um significado elevado para a vida.

Li, e reli, algumas vezes, o seu artigo "A bela velhice". Simplesmente fantástico! Tenho o privilégio de fazer parte deste seleto grupo de 70 anos, nascido em setembro de 1942, em plena Segunda Guerra Mundial. Naturalmente, não me enquadro neste grupo de "belos velhos" citado por você. Estes são especiais. Entretanto, mantenho uma vida saudável e ativa em todos os sentidos, inclusive sem usar qualquer tipo de medicamento. Apesar de possuir curso superior, aos 60 anos fiz vestibular novamente e concluí o curso de Direito aos 65 anos, com galhardia, ao lado de inúmeros colegas com seus 20 anos. De fato, precisa ter muito tesão naquilo que se faz e foco no seu projeto de vida.

Parabéns pelo seu artigo. Tenho 59 anos e me formei em Administração. Durante 32 anos fui executivo internacional. Resolvi dar uma guinada em minha vida e hoje faço cursinho pré-vestibular em uma classe com jovens de 17 anos. Cansei de conjugar verbos no passado e quero voltar a interferir no meu destino. Pretendo fazer um curso de Saúde Pública nos próximos quatro anos. Estou cansado de ouvir conselhos para fazer palavras cruzadas e perguntas como: "Por que você não vai descansar na praia?"

Adorei a sua proposta de "bela velhice". Saber envelhecer é uma arte. Tenho 65 anos e sou muito feliz e realizado. Trabalho muito, pratico esportes, namoro, tenho uma vida plena e ativa. Fui um jovem muito complicado, insatisfeito e infeliz. Concordo 100% com o famoso conselho de Nelson Rodrigues: "Jovens: envelheçam depressa! Envelheçam com urgência!"

Durante alguns dias fiquei tentando compreender as razões de o meu artigo ter tocado tão profundamente esses homens. Eles enfatizaram o desejo de continuar estudando e trabalhando em algo que lhes dê prazer. Querem ser produtivos, úteis e ativos nesta fase da vida. Não querem apenas ocupar o tempo, passar o tempo, preencher o tempo, perder tempo. O tempo, para eles, é algo extremamente valioso e não pode ser desperdiçado. Não querem se aposentar de si mesmos.

Um trecho do meu texto parece retratar o propósito dos leitores que me escreveram. Eles gostaram, particularmente, da ideia de ter um projeto de vida na velhice.

Para eles, o trabalho não é mais uma questão de sobrevivência material. Eles não precisam mais, mas querem continuar estudando e trabalhando. Eles querem, mais do que tudo, encontrar um significado para a última fase de suas vidas.

A partir da leitura das mensagens, **cheguei à conclusão de que o lema para uma "bela velhice" poderia ser: "Eu não preciso (mais), mas eu quero." Eles querem ter tesão no que fazem. Querem envelhecer do jeito que escolheram livremente e não de acordo com as convenções sociais.**

A diferença entre esses dois verbos — precisar e querer — revela um possível segredo para a construção de uma "bela velhice". Eles não precisariam mais responder a demandas e deveres impostos de fora. Na velhice, eles poderiam fazer suas escolhas mais livremente e priorizar a própria vontade. O trabalho, o estudo, as atividades cotidianas, as amizades, o cuidado dos outros não seriam obrigações a serem cumpridas. Seriam escolhas livres, não mais imposições sociais ou familiares.

Meus leitores, assim como os homens e as mulheres que tenho pesquisado, me fizeram enxergar que a "bela velhice" não é um caminho apenas para celebridades. A "bela velhice" é o resultado natural de

um "belo projeto de vida", que pode ser construído desde muito cedo, ou mesmo tardiamente, por cada um de nós. A beleza da velhice está, exatamente, na sua singularidade, nas pequenas e grandes escolhas que cada indivíduo faz ao buscar concretizar o seu projeto de vida.

O pequeno texto publicado na *Folha*, as lindas mensagens que recebi, a emoção que senti ao ler cada e-mail são os responsáveis pela decisão de pesquisar e aprofundar a reflexão sobre o significado do envelhecimento na cultura brasileira. A vontade de escrever mais sobre a "bela velhice" foi também consequência de ter lido inúmeros livros que discutem apenas os aspectos negativos do envelhecimento.

Como cada um dos meus leitores, conheço e experimento as dificuldades, as inseguranças e os medos presentes nessa fase da vida. Com minha pesquisa, busquei descobrir possíveis alternativas para um envelhecimento feliz, não só para os outros, mas, especialmente, para mim mesma.

Meus estudos me ensinaram a enxergar o meu próprio envelhecimento com um olhar mais carinhoso, mais lúdico e mais generoso. Aprendi com eles que a velhice também é (ou pode ser) bela.

É óbvio que não existe um modelo de "bela velhice" a ser imitado. Existem inúmeras maneiras de construir e de experimentar a beleza da própria velhice.

No entanto, **apesar de não apresentar mapas, segredos, fórmulas ou receitas, cada capítulo do livro** foi dedicado a desenvolver as ideias mais importantes que encontrei sobre os aspectos positivos do envelhecimento. Lógico que muitas outras questões também poderiam (ou deveriam) ser exploradas. Mas preferi destacar somente o que me pareceu mais relevante para pensar a construção de uma "bela velhice": encontrar um projeto de vida, buscar o significado da existência, conquistar a liberdade, almejar a felicidade, cultivar a amizade, viver intensamente o presente, aprender a dizer não, respeitar a própria vontade, vencer os medos, aceitar a idade e dar muitas risadas.

Desde 2005 venho realizando, com dezenas de alunos da Universidade Federal do Rio de Janeiro, a pesquisa "Corpo, envelhecimento e felicidade".

Foram aplicados questionários em 1.700 mulheres e homens moradores da cidade do Rio de Janeiro e realizados grupos de discussão tendo como foco as representações sobre o processo de envelhecimento, as diferenças e as semelhanças na forma como homens e mulheres envelhecem, bem como as concepções ideais de velhice. Foram realizadas entrevistas em profundidade com mulheres e homens sobre suas experiências no processo de envelhecimento. Com as entrevistas, busquei aprofundar aspectos que, por serem considerados de uma esfera mais íntima, não foram discutidos nos questionários e nos grupos.

Por meio da análise das respostas a perguntas como: "Para você, o que significa envelhecer?", "Você tem medo de envelhecer?", "Qual o seu maior medo com relação ao envelhecimento?", "Você deixaria de fazer ou usar algo porque envelheceu?", "Você toma algum cuidado para envelhecer bem?", "Na sua opinião, homens e mulheres envelhecem de forma diferente?", "Dê um exemplo de uma pessoa pública que você acha que envelheceu bem/mal", entre outras, busquei compreender os valores e as representações associadas à velhice e quais os aspectos considerados positivos ou negativos do envelhecimento.

Já havia abordado essas questões no livro *Coroas: corpo, envelhecimento, casamento e infidelidade*, de 2008. Escrevi o livro como uma forma de militância na luta contra os preconceitos que cercam a velhice. Desde então, tenho investido em revelar os aspectos positivos do envelhecimento, sem deixar de discutir os inegáveis aspectos negativos.

Em 2010 organizei um seminário internacional na Universidade Federal do Rio de Janeiro sobre o tema e, como resultado dele, publiquei o livro *Corpo, envelhecimento e felicidade*, com artigos de renomados pesquisadores brasileiros e estrangeiros.

Para continuar provocando a reflexão sobre o significado do envelhecimento na cultura brasileira, escrevi inúmeros textos para a *Folha de S.Paulo*. Gosto especialmente de uma coluna que publiquei em 5 de junho de 2012: "Manifesto das Coroas Poderosas".

O Manifesto foi uma maneira lúdica que encontrei para destacar o que ganhamos, e não o que perdemos, com o passar dos anos. Os asteriscos finais são uma homenagem à histórica entrevista de Leila Diniz a *O Pasquim*, em 1969, no auge da ditadura militar. As respostas de Leila foram recheadas de setenta palavrões, substituídos por asteriscos para burlar a censura da época.

Ainda muito jovem, Leila Diniz falou sobre o seu medo de envelhecer e o desejo de chegar aos 120 anos, como registrei no livro *Toda mulher é meio Leila Diniz*:

Um troço que eu tinha e que eu perdi era o medo de ficar velha. Sempre eu achava que ia perder minha alegria, vitalidade, energia, prazer de vida, que constituem minha maior força. Na realidade, perdi um pouco disso, de alegria, talvez, da energia que eu sempre esbanjei, mas ganhei muito mais coisas. Ou melhor, acho que o que aconteceu é que agora eu sei usar essas coisas. Aos 17 anos, eu tinha tudo isso, e eu era um vendaval. Eu não dava nada, eu esporrava para todos os lados: amor, desejo, vontade, ideias, vidas, tudo. Agora, encarei o vento, e é muito melhor. Eu estou muito mais bacana, e realmente acho que aos 30 vou estar genial, e aos 120 vou saber tudo e querer dar e ter ainda o que aprender. Isso é sensacional.

Leila Diniz foi a minha maior inspiração para o "Manifesto das Coroas Poderosas" e para tantos outros textos. Ela morreu, aos 27 anos, em um acidente aéreo, em 14 de junho de 1972. Teria hoje quase 80 anos. E com certeza seria um excelente exemplo de Coroa Poderosa.

Segue, então, o "Manifesto das Coroas Poderosas".

Ele é dedicado a todas as mulheres — e também a todos os homens — que querem ter o direito de envelhecer com dignidade, liberdade e felicidade.

E com muito bom humor.

A Coroa Poderosa não se preocupa com rugas, celulites, quilos a mais. Ela está se divertindo com tudo o que conquistou com a maturidade: liberdade, segurança, charme, sucesso, reconhecimento, respeito, independência e muito mais.

Ela quer rir, conversar, sair, passear, dançar, viajar, estudar, cuidar da saúde, ter bem-estar e qualidade de vida, enfim, "ser ela mesma" e não responder, desesperadamente, às expectativas dos outros. Quer exibir o corpo sem medo do olhar dos homens e das mulheres, sem vergonha das imperfeições e sem procurar a aprovação dos outros.

A Coroa Poderosa descobriu que a felicidade não está no corpo perfeito, na família perfeita, no trabalho perfeito, na vida perfeita, mas na possibilidade de "ser ela mesma", exercendo seus desejos, explorando caminhos individuais e tendo a coragem de ser diferente. Ela sabe que não deve jamais se comparar a outras mulheres, porque cada uma é única e especial.

Portanto, como presidente, secretária, tesoureira e única militante do Movimento das Coroas Poderosas (já que todas as amigas que chamei para participar do grupo se sentiram ofendidas), convoco todas as mulheres, de qualquer idade, que estão cansadas de sofrer com as pressões sociais, com a decadência do corpo e com a falta de homem (ou com as faltas dos seus homens) a se unirem ao nosso grito de guerra: "Coroas Poderosas unidas jamais serão vencidas!" "F****-se as rugas, as celulites e os quilos a mais!"

Cheguei à conclusão de que o lema para uma "bela velhice" poderia ser: "Eu não preciso (mais), mas eu quero." Eles querem ter tesão no que fazem. Querem envelhecer do jeito que escolheram livremente e não de acordo com as convenções sociais.

Meus leitores, assim como os homens e as mulheres que tenho pesquisado, me fizeram enxergar que a "bela velhice" não é um caminho apenas para celebridades. A "bela velhice" é o resultado natural de um "belo projeto de vida", que pode ser construído desde muito cedo, ou mesmo tardiamente, por cada um de nós. A beleza da velhice está, exatamente, na sua singularidade, nas pequenas e grandes escolhas que cada indivíduo faz ao buscar concretizar o seu projeto de vida.

"Velho é o outro." Simone de Beauvoir acreditava que a maior parte das vezes os indivíduos de mais idade só se sentem velhos por meio do olhar dos outros, sem terem experimentado grandes transformações interiores ou mesmo exteriores. Velho, para quase todos, é sempre "o outro".
No entanto, ela alertava: velho não é "o outro". Na verdade, a velhice está inscrita em cada um de nós. Apenas assumindo consciente e plenamente, em todas as fases da vida, que nós também somos ou seremos velhos, poderemos ajudar a derrubar os medos, os estereótipos e os preconceitos existentes sobre a velhice.

Inventar a "bela velhice"

Todos os dias, alguns minutos depois de acordar, observo com atenção uma mesma fotografia na tela do meu computador. Nela, uma menina magrinha, segurando um balão de gás, está em frente a um bolo de aniversário com quatro velinhas. A mãe, orgulhosa, olha carinhosamente para a menina no seu colo.

Os mesmos dentes separados, o sorriso encabulado, a tristeza combinada com uma certa esperança de alegria nos olhinhos puxados, os cabelos curtos com franjinha. Reconheço, emocionada, que ainda sou a mesma menina, todos os dias, quando examino a velha fotografia. E pergunto insistentemente para ela: "Você conseguiu realizar o sonho que tinha ao apagar as quatro velinhas?"

O que tenho em comum com essa menina tão frágil? Continuo a ser aquela criança, mesmo não sendo mais? Qual a distância entre o meu "sonho sonhado" e o meu "sonho realizado"?

Ao tentar responder à pergunta, lembro da minha mãe olhando com uma mistura de inveja e de admiração para os livros da minha estante. Minha mãe nasceu na Polônia e meu pai na Romênia. Ela, que não pôde concluir o curso ginasial, tinha uma enorme frustração por não ter conseguido estudar. Desde cedo, teve que trabalhar muito para ajudar os pais e as irmãs. Depois, já casada, trabalhou para sustentar a casa e os quatro filhos. Ela contribuiu decisivamente para que o meu pai fizesse o curso de Direito. A tristeza no seu olhar, ao examinar os meus livros, me faz chorar até hoje. Tenho certeza de que muito do que sou é fruto do seu desejo de estudar. No meu projeto de vida, com certeza, está inscrito o seu "sonho sonhado", que, com seu estímulo, se tornou o meu "sonho realizado".

Encontrei na obra de Simone de Beauvoir inspiração para pensar sobre os sonhos e os projetos da criança que um dia eu fui e que, de certa forma, continuarei a ser até os meus últimos dias.

Ela escreveu que todos mudam durante a vida, mas sem perder a identidade que já existia quando éramos crianças. As raízes, o passado, o ancoradouro no mundo permanecem. E é por meio deles que se definem os objetivos de um projeto de vida. Assim, não é possível inventar arbitrariamente projetos para si mesmo. É preciso que esses projetos estejam inscritos no passado de cada um, como exigências a serem realizadas.

Ela acreditava que, com muita frequência, é impossível reencontrar os vestígios de nossos passos: "Reencontrarei as pedras dessas cidades, mas não reencontrarei meus projetos, meus desejos, meus medos: não me reencontrarei."

Tento, ansiosamente, reencontrar os meus projetos, os meus desejos, os meus medos inscritos naquele rosto de menina. Já queria ser professora, pesquisadora, escritora? Já habitava em mim o desejo de escrever sobre o poder, a liberdade e a felicidade das mulheres brasileiras? Já imaginava ser a mulher que sou hoje, com as escolhas que fiz e que faço a cada momento?

Apesar de não encontrar as respostas naquele rostinho, tenho certeza de que, desde muito cedo, estava inscrito no meu projeto de vida o desejo de escrever e, talvez, o de inventar a ideia de uma "bela velhice".

"Velho é o outro." Simone de Beauvoir acreditava que, a maior parte das vezes, os indivíduos de mais idade só se sentem velhos por meio do olhar dos outros, sem terem experimentado grandes transformações interiores ou mesmo exteriores. Velho, para quase todos, é sempre "o outro".

No entanto, ela alertava: velho não é "o outro". Na verdade, a velhice está inscrita em cada um de nós. Só assumindo consciente e plenamente, em todas as fases da vida, que nós também somos ou seremos velhos, poderemos ajudar a derrubar os medos, os estereótipos e os preconceitos existentes sobre a velhice.

Para transformar radicalmente uma sociedade, ela afirmou que é preciso concentrar os esforços no destino dos mais desafortunados e exigir que os homens permaneçam homens em sua idade mais avançada. Ela acreditava que o fracasso da nossa civilização podia ser medido pela maneira como os indivíduos são tratados nos últimos anos de suas vidas: "Não são mais homens, com uma vida atrás de si", mas "cadáveres ambulantes". Escreveu que a sociedade, com relação às pessoas idosas, não é apenas culpada, mas também criminosa.

Os dominantes adotam a posição cômoda de não considerar os velhos como homens e mulheres. É preciso perturbar essa tranquilidade. Ela defendia que, se lhes ouvíssemos a voz, seríamos obrigados a reconhecer que é uma voz humana: "Eu forçarei meus leitores a ouvir essa voz."

Somos nós os principais interessados em uma transformação radical dessa realidade, seja qual for a nossa idade cronológica. Cada um de nós, mesmo os muito jovens, deveria se reconhecer no velho que é hoje ou no velho que será amanhã: velho não é o outro, velho sou eu.

Simone de Beauvoir nos desafiou a trazer à luz esse escândalo. "Urge quebrar esse silêncio: peço aos meus leitores que me ajudem a fazê-lo."

A invenção de uma bela velhice é uma resposta à convocação de uma mulher que influenciou decisivamente a minha vida pessoal e profissional.

Depois de ler e reler incontáveis vezes *A velhice*, decidi aceitar o desafio e ser mais uma a ajudar a romper a conspiração do silêncio que cerca esse tema.

Mais de meio século depois daquela fotografia, nada me parece tão urgente quanto reencontrar aquela menina e ensiná-la a descobrir o caminho de uma "bela velhice". Talvez, na caminhada, encontre outros homens e mulheres, de todas as idades, que queiram me ajudar a trazer à luz esse escândalo e transformar radicalmente essa realidade.

Encontrei na obra de Simone de Beauvoir inspiração para pensar sobre os sonhos e os projetos da criança que um dia eu fui e que, de certa forma, continuarei a ser até os meus últimos dias.

Somos nós os principais interessados em uma transformação radical dessa realidade, seja qual for a nossa idade cronológica. Cada um de nós, mesmo os muito jovens, deveria se reconhecer no velho que é hoje ou no velho que será amanhã: velho não é o outro, velho sou eu.

O projeto de cada indivíduo pode ser traçado desde a infância, mas também pode ser construído ou modificado nas diferentes fases da vida. A ênfase existencialista se coloca no exercício permanente da liberdade, da escolha e da responsabilidade individual na construção de um projeto de vida que dê significado às nossas existências até os últimos dias.

Encontrar o projeto de vida

O LIVRO *A velhice*, de Simone de Beauvoir, não apresentou muitas alternativas para construir um olhar positivo sobre a última fase da vida. A sua leitura, inclusive por aqueles que ainda são muito jovens, pode provocar a sensação de que envelhecer é, inevitavelmente, se tornar um "cadáver ambulante".

Minha primeira leitura do livro foi aos 20 anos, e o impacto foi extremamente negativo. Foi uma experiência muito diferente da que havia tido quando li *O segundo sexo*, alguns anos antes. Com *O segundo sexo* aprendi a importância da luta pela liberdade e pela independência econômica feminina, valores que nortearam minha trajetória pessoal e profissional desde então.

Já com a leitura de *A velhice* tive a sensação de que não haveria nada a ser feito para que eu chegasse à última fase da minha vida de forma independente, plena e feliz. Confesso que achei, e ainda acho, o livro muito cruel.

No entanto, após muitas leituras, discussões com alunos e colegas, e muito empenho em encontrar uma forma mais positiva de experimentar o envelhecimento, acabei descobrindo uma possível saída para homens e mulheres que desejam envelhecer com dignidade, liberdade e felicidade.

Para enxergar essa possível saída, tive que mudar a forma de ler e interpretar o livro. Simone de Beauvoir tinha como propósito fundamental denunciar a conspiração do silêncio e revelar como a sociedade trata os velhos: eles são ignorados, desprezados, estigmatizados, abandonados.

O meu propósito é outro: quero revelar o que cada indivíduo pode fazer para experimentar uma "bela velhice", como ela pode ser construída ao longo da vida ou mesmo tardiamente.

Não trato, no meu livro, das violências, discriminações e preconceitos sofridos pelos mais velhos. Muitos autores já fizeram isso. Muitos também já escreveram sobre as dificuldades para nomear os que estão na última fase da vida: velho, idoso, terceira idade, melhor idade etc.

Apesar de ter consciência de que são inúmeros os problemas relacionados ao envelhecimento e de que existem divergências de nomeação, meu objetivo é outro, e é nele que irei concentrar minhas reflexões. Quero compreender se existe algum caminho para conseguir chegar à última fase da vida de uma maneira mais digna, mais plena e mais feliz. Meu objetivo é descobrir os passos necessários para construir a minha própria "bela velhice".

Nas 711 páginas do livro *A velhice*, a ideia de "bela velhice" aparece raríssimas vezes. Apesar disso, me coloquei o desafio de aprofundar a reflexão sobre essa ideia, adotando a estratégia de destacar uma categoria marginal para Simone de Beauvoir e torná-la central no meu livro.

Com isso, além de realizar um diálogo profundo com as ideias de Simone de Beauvoir, mostro que é possível fazer uma leitura e uma interpretação mais positivas de *A velhice*. A partir de suas próprias reflexões, somadas aos achados das minhas pesquisas, busco pensar a viabilidade de construir, desde cedo, ou mesmo tardiamente, uma "bela velhice".

Finalmente acredito que consegui, mais de trinta anos após a primeira leitura do livro, descobrir uma forma mais positiva de pensar e de experimentar a velhice. Todos esses anos de intensos esforços para encontrar alternativas para um bom envelhecimento me desafiaram a reinventar o conceito de "bela velhice".

Como é possível inventar uma "bela velhice"?

Encontrei na própria Simone de Beauvoir a resposta para esta questão.

Ela sugeriu, nas entrelinhas de *A velhice*, um possível caminho para a construção de uma "bela velhice": o projeto de vida.

Nosso projeto pode estar inscrito em nossas vidas desde a infância. É na infância que cada indivíduo pode se fazer ser o que essencialmente permanecerá para sempre. É nela que cada um se projeta nas coisas por fazer no futuro. Desde muito cedo, somos livres para escolher e construir nosso próprio projeto de vida.

"Não importa o que a vida fez com você, mas sim o que você faz com o que a vida fez com você" ou "a liberdade é o que você faz com o que a vida fez com você". Esta máxima existencialista é fundamental para compreender a construção de um projeto de vida.

O projeto de cada indivíduo pode ser traçado desde a infância, mas também pode ser construído ou modificado nas diferentes fases da vida. A ênfase existencialista se coloca no exercício permanente da liberdade, da escolha e da responsabilidade individual na construção de um projeto de vida que dê significado às nossas existências até os últimos dias.

Nosso projeto pode estar inscrito em nossas vidas desde a infância. É na infância que cada indivíduo pode se fazer ser o que essencialmente permanecerá para sempre. É nela que cada um se projeta nas coisas por fazer no futuro. Desde muito cedo, somos livres para escolher e construir nosso próprio projeto de vida.

O significado da vida é único e próprio de cada indivíduo. As particularidades de cada um, principalmente de seus valores, é que definem o sentido de cada vida. O significado pode ser encontrado de diferentes maneiras: no trabalho ou na criação, no amor e também na atitude que se tem em relação ao sofrimento inevitável.

Buscar o significado

HÁ ALGUNS ANOS descobri a importante obra do psiquiatra austríaco Viktor Frankl. A leitura de seus livros me ajudou a compreender a importância de buscar o significado da própria existência para a construção de um projeto de vida.

Em busca de sentido é o relato de como Viktor Frankl sobreviveu, de 1942 a 1945, em quatro campos de concentração, após a mãe, o pai, o irmão e a esposa terem sido assassinados pelos nazistas.

Ele morreu em 1997, aos 92 anos, após ter escrito inúmeros livros sobre sua proposta de análise existencial, mostrando a importância do projeto de vida para a construção de uma existência com significado.

Os indivíduos procuram sempre um significado para suas vidas, eles estão sempre se movendo em busca de um sentido para viver. Frankl denominava de "vazio existencial" a sensação de futilidade, de inutilidade e de falta de sentido da própria vida.

O significado da vida é único e próprio de cada indivíduo. As particularidades de cada um, principalmente de seus valores, é que definem o sentido de cada vida. O significado pode ser encontrado de diferentes maneiras: no trabalho ou na criação, no amor e também na atitude que se tem em relação ao sofrimento inevitável.

Frankl alertava que a felicidade e o sucesso só aconteceriam como efeitos colaterais (e naturais) de uma dedicação a uma causa maior do que o próprio indivíduo: "Não procurem o sucesso. Quanto mais o procurarem e o transformarem em um alvo, mais vocês vão errar. O sucesso vai persegui-los precisamente porque vocês se esqueceram de pensar nele."

Ele também dizia que, para surpresa de muitos, nos campos de concentração existia humor. Por acreditar que o humor constitui uma arma da alma na luta por sua autopreservação, propôs a um amigo do campo de concentração um compromisso mútuo de inventarem uma piada por dia. **A busca de enxergar as coisas com uma perspectiva engraçada é um truque bastante útil para a arte de viver (e de sobreviver).** "Dificilmente haverá algo tão apto como o humor para criar distância e permitir que o indivíduo se coloque acima da situação."

Frankl afirmava que o mundo estava em uma situação muito ruim, mas que tudo iria piorar ainda mais se cada indivíduo não fizesse o melhor que pudesse.

Cada ser humano seria capaz de mudar o mundo para melhor, e também de mudar a si mesmo para melhor.

Cada vida teria um significado particular, mesmo nas circunstâncias mais adversas, sórdidas, miseráveis e trágicas. Frankl acreditava na capacidade humana de transformar criativamente os aspectos negativos da vida em algo positivo ou construtivo.

Os escritores, os artistas, os intelectuais teriam um papel fundamental para a transformação positiva, criativa e construtiva da vida.

Como também mostrou Simone de Beauvoir, os criadores, por terem uma situação privilegiada na sociedade, poderiam revelar as possibilidades de uma "bela velhice". Para ela, os trabalhadores intelectuais seriam menos afetados do que os outros pelo declínio fisiológico. Os criadores teriam, em sua relação com a sociedade, uma singular autonomia. Apesar de não serem muito numerosos, a sua situação privilegiada faria deles exemplos reveladores de como aprender a envelhecer bem.

Por meio desses indivíduos singulares é possível pensar quais seriam as possibilidades concretas para a invenção de uma "bela velhice".

Mas não é necessário ser um artista famoso para recusar rótulos, etiquetas e preconceitos associados à passagem do tempo. Muitos homens e mulheres que tenho pesquisado, que não são famosos ou ricos, também questionam, com suas práticas cotidianas, os estereótipos, derrubam tabus e inventam novas possibilidades e significados para o envelhecimento.

Eles também não aceitam se comportar, vestir e falar de determinadas maneiras consideradas socialmente adequadas para "um velho". Ao contrário. Eles enfatizam que, com mais idade, conquistaram a liberdade de "ser eles mesmos".

Afirmam que, mais velhos, passaram a priorizar a liberdade para escolher o que querem e o que não querem fazer. Não se sentem mais obrigados a corresponder às demandas dos familiares ou da sociedade, como fizeram quando mais jovens.

São homens e mulheres que não se paralisaram e não se aposentaram de si mesmos. Eles souberam, quiseram e lutaram para "ser eles mesmos", muitas vezes contestando corajosamente os preconceitos, os modelos e as regras sociais que criavam obstáculos para os seus projetos de vida.

Ao priorizar a busca de significado para suas existências, recusaram uma "morte simbólica" ou uma "morte social", criando novas e positivas representações sobre a velhice.

São indivíduos que marcaram e continuam marcando a nossa época, influenciando comportamentos e dando exemplos concretos de projetos de vida bem-sucedidos e das inúmeras possibilidades de experimentar uma "bela velhice".

Quando conversava com amigos sobre o show de Paul McCartney, em 2011, muitos me disseram: "Ele não precisa mais trabalhar tanto, está trilhardário, é um dos homens mais ricos do planeta. Acabou de casar, podia aproveitar a vida."

É verdade: Paul McCartney não precisa mais trabalhar. Ele poderia só "aproveitar a vida". Mas e se, para ele, "aproveitar a vida" é realizar o seu projeto de vida? Ele mesmo respondeu: "Não vou me aposentar. Toda vez que saio em turnê, alguém me pergunta sobre parar. Eu digo que não pretendo me aposentar." Ele quer cantar até morrer.*

Ele não quer se aposentar de si mesmo. Ele tem tesão no que faz e quer continuar a fazer o que dá sentido a sua vida: cantar, criar, tocar, fazer shows. Como tantos outros homens e mulheres que pesquisei, ele não precisa (mais), mas ele quer.

---
* Juliana Resende, "Paul quer cantar até morrer", *Época*, 27 jan. 2012.

São homens e mulheres que não se paralisaram e não se aposentaram de si mesmos. Eles souberam, quiseram e lutaram para "ser eles mesmos", muitas vezes contestando corajosamente os preconceitos, os modelos e as regras sociais que criavam obstáculos para os seus projetos de vida.

A busca de enxergar as coisas com uma perspectiva engraçada é um truque bastante útil para a arte de viver (e de sobreviver). "Dificilmente haverá algo tão apto como o humor para criar distância e permitir que o indivíduo se coloque acima da situação."

As frases: "Hoje eu sou livre" e "Hoje eu posso ser eu mesma pela primeira vez na minha vida" foram repetidas por muitas mulheres que perceberam o envelhecimento como uma descoberta, altamente valorizada, de um "eu" que estava encoberto ou subjugado pelas obrigações sociais e familiares. Casadas, solteiras, divorciadas ou viúvas, elas disseram categoricamente: "É o melhor momento da minha vida."

Conquistar a liberdade

PARA ESCREVER O livro *Coroas*, fiz uma pesquisa na cidade do Rio de Janeiro com mulheres de 50 a 60 anos, das classes média e alta.

Nas entrevistas que realizei, elas começavam reclamando enfaticamente da decadência do próprio corpo e da falta de homem no mercado de relacionamentos. Ao longo das entrevistas, no entanto, o discurso mudava radicalmente e elas passavam a apontar os aspectos positivos do envelhecimento, destacando o valor da liberdade tardiamente conquistada.

O que mais me chamou a atenção nos discursos das mulheres foram quatro tipos de ideias: invisibilidade, falta, aposentadoria e liberdade.

Um exemplo da ideia de invisibilidade é o depoimento de uma professora universitária de 55 anos:

Eu sempre fui uma mulher muito paquerada, acostumada a levar cantada na rua. Quando fiz 50 anos, parece que me tornei invisível. Ninguém mais diz nada, um elogio, um olhar, nada. É a coisa que mais me dá a sensação de ter me tornado uma velha. Hoje, me chamam de senhora, de tia, me tratam como alguém que não tem mais sensualidade, que não desperta mais desejo. É muito difícil aceitar que os homens me tratem como uma velha, e não como uma mulher. Na verdade, não acho nem que me tratem como velha, simplesmente me ignoram, me tornei invisível.

Outro tipo de discurso é o de "falta homem no mercado", como o de uma jornalista de 51 anos:

Sei que é o maior clichê, mas é a mais pura verdade: falta homem no mercado. Todas as minhas amigas na faixa dos 50 estão sozinhas. Na verdade, uma não está sozinha, é amante de um canalha, e outra está casada com um cara que é completamente broxa, eles não transam há anos. Eu não tenho namorado há um tempão. Meu ex-marido, três meses depois da separação, já estava com uma namorada mais nova do que a nossa filha. Que maluco vai querer uma velha decrépita, ou até mesmo uma coroa enxuta, se pode ter uma jovem durinha, com tudo no lugar?

Algumas mulheres se excluem do mercado afetivo e sexual em função de se sentirem inadequadas por não corresponderem ao modelo de corpo jovem. É interessante notar que são elas próprias (e não os homens) que se excluem do mercado, especialmente do mercado sexual.

Uma analista de sistemas de 56 anos usa a ideia de aposentadoria para explicar essa exclusão:

A última vez que transei eu tinha 50 anos, com meu último namorado. É uma escolha minha porque eu ainda tenho uma plateia. Tem quem me queira, eu é que não quero. Me aposentei nesse setor.

Esses três tipos de discurso, que destacam a invisibilidade, a falta de homem e a aposentadoria sexual, podem ser interpretados como uma postura de vitimização das mulheres nessa faixa etária, já que apontam, predominantemente, as perdas associadas ao envelhecimento. Nesse sentido, em uma cultura em que o corpo é um capital, o envelhecimento pode ser experimentado como um momento de grandes perdas, especialmente de capital sexual.

Foi possível constatar um abismo enorme entre o poder objetivo das mulheres, o poder real que elas conquistaram em diferentes domínios (sucesso profissional, dinheiro, prestígio, reconhecimento e até mesmo a boa forma física) e a miséria subjetiva que aparece em seus discursos (decadência do corpo, gordura, flacidez, doença, medo, solidão, rejeição, abandono, vazio, falta, invisibilidade e aposentadoria).

Elas se sentem extremamente desvalorizadas com a idade e parecem se sentir muito mais velhas do que realmente são. A discrepância entre a realidade e os sentimentos das mulheres me fez perceber que o medo do envelhecimento é enorme, o que pode explicar o sacrifício que muitas fazem para parecer mais jovens, por meio do corpo, da roupa e do comportamento.

As mulheres constroem seus discursos enfatizando as faltas que sentem, e não suas conquistas. Elas falam da necessidade permanente de provar o próprio valor, da falta de reconhecimento, da invisibilidade, da vergonha do corpo, da ausência de significado, das insatisfações, das inseguranças, dos medos, dos sofrimentos.

Existe um verdadeiro abismo entre o poder das mulheres e a miséria que apareceu em seus discursos. Apesar de serem consideradas poderosas, a desvalorização do envelhecimento feminino provoca sentimentos de perda, fracasso, falta e insegurança. Subjetivamente, elas sofrem por perder valor, mesmo que suas vidas concretas mostrem exatamente o contrário.

No entanto, para minha surpresa, quanto mais avançava na idade, mais aspectos positivos apareciam em seus depoimentos sobre a velhice. As mais velhas mostraram um maior equilíbrio entre o poder objetivo e o poder subjetivo. Seus discursos são muito mais positivos e enfatizam o que elas ganharam com o envelhecimento.

As mulheres mais velhas, em sua maioria, afirmaram que deixaram de se preocupar com a opinião dos outros e passaram a priorizar os próprios desejos. Enfatizaram que, com o avanço da idade, ganharam uma coisa extremamente preciosa: a liberdade.

Uma professora aposentada de 74 anos disse:

Faço o que eu quero, não faço o que não gosto, namoro com quem eu quero, beijo quem eu gosto, faço musculação e pilates, saio, viajo, tomo chopinho, vou à praia, fiz uma tatuagem há três anos e vou fazer outra. É o melhor momento da minha vida.

As frases: "Hoje eu sou livre" e "Hoje eu posso ser eu mesma pela primeira vez na minha vida" foram repetidas por muitas mulheres que perceberam o envelhecimento como uma descoberta, altamente valorizada, de um "eu" que estava encoberto ou subjugado pelas obrigações sociais e familiares. Casadas, solteiras, divorciadas ou viúvas, elas disseram categoricamente: "É o melhor momento da minha vida."

As ideias de renascer, florescer, desabrochar apareceram nos discursos das mulheres mais velhas, sempre associadas ao fato de elas fazerem, hoje, as coisas de que mais gostam: estudar, ler, sair, conversar com as amigas, ter tempo para si, viajar. Elas afirmaram que a felicidade e o prazer podem estar em coisas simples, como dar risadas com as amigas, brincar com os netos, caminhar na praia, ler um bom livro, ir ao cinema ou ao teatro. Muitas disseram que redescobriram prazeres deixados de lado em função do casamento e da maternidade.

Tenho encontrado muitas mulheres de mais de 60 anos que não aceitam a invisibilidade e exibem seus corpos sem medo do olhar dos outros, sem vergonha das imperfeições e sem procurar a aprovação masculina. Para elas, a maior riqueza de suas vidas é a liberdade que conquistaram.

Elas afirmaram que foi uma verdadeira libertação conseguir tirar o foco do olhar e da opinião dos outros e passar a priorizar o tempo para o próprio prazer, para seus desejos e projetos. Disseram que, pela primeira vez na vida, passaram a olhar e cuidar de si mesmas com o mesmo carinho que sempre dedicaram aos filhos, aos maridos e aos familiares. Afirmaram, também, que não se sacrificam mais e não se esforçam tanto para provar o próprio valor. Elas estão mais comprometidas com a própria felicidade e menos preocupadas em atender às expectativas e às demandas dos outros.

A revolução subjetiva dessas mulheres é exatamente esta mudança de foco: elas deixaram de existir para os outros e passaram a existir para si. É uma verdadeira libertação.

É intrigante perceber que as perdas que elas disseram ter tido com o envelhecimento, como a invisibilidade social, produziram como resultado algo que elas aprenderam a valorizar cada vez mais: a liberdade.

Paradoxalmente, ao perderem algo socialmente valorizado, elas disseram que ganharam algo muito mais importante. Ao se tornarem invisíveis para os homens, não precisariam mais investir tanto na aparência, na sexualidade, na sedução. Já que não estão mais competindo por homens no mercado, poderiam se concentrar em outros investimentos e cuidados. Poderiam, finalmente, "ser elas mesmas".

Para as mulheres, a ideia de maior liberdade está associada tanto à maturidade quanto ao fim de relacionamentos conjugais vistos como infelizes ou insatisfatórios.

Para muitas, a experiência do casamento como uma prisão e uma fase de total dedicação aos filhos, ao marido e à casa faz com que o presente seja vivido como um momento de libertação e de maior cuidado de si mesmas. Com mais idade, elas parecem ter mais coragem para terminar relações que destroem a possibilidade de "serem elas mesmas".

Uma médica de 51 anos disse que se arrepende de só ter conseguido se separar e descobrir o valor da liberdade tardiamente:

Meu marido chegava em casa e eu estava com uma calcinha enorme, sutiã velho, cara feia, emburrada, sem um sorriso, um carinho, uma palavra doce. Cheguei à triste conclusão de que o casamento nos torna o nosso pior. Com a desculpa da roupa confortável, usamos a nossa pior roupa em casa. Coisas que não fazemos com ninguém, fazemos com o nosso marido. Até ficar com mau hálito, não lavar o cabelo, repetir a mesma roupa dias e dias, ser agressiva, mal-humorada, reclamar o tempo todo. Depois que me separei, a primeira coisa que fiz foi jogar fora todas as roupas velhas e feias. Hoje, busco ser o meu melhor, não o meu pior. O casamento me fez virar funcionária pública: achava que tinha estabilidade, segurança e que não precisava cuidar dele, nem de mim. O casamento é um tipo de prisão invisível: parece confortável, mas vai te destruindo aos poucos, deixando só o seu lado desagradável. Pena que só consegui me separar e descobrir o valor da liberdade aos 50. Poderia ter sido antes.

O depoimento de uma psicóloga de 54 anos é útil para pensar a mudança de prioridades e de prazeres que ocorre em função do envelhecimento e do fim do casamento. Para ela, viver sozinha é uma verdadeira libertação.

Para mim, terminou o tesão. O meu último relacionamento terminou quando eu tinha 48 anos, já estava na menopausa. Quando terminou a relação, eu me senti tão livre. Para poder dormir do jeito que eu quisesse, sem ficar alguém querendo me tocar. Depois disso foi sumindo a vontade, eu não tive mais ninguém. Não sinto a mínima falta, nem para me masturbar. Estou me sentindo muito feliz de estar sozinha, acho ótimo ter um tempo para mim, curtir as coisas que eu quero. É tão bom ser eu mesma. Hoje em dia, a minha paz de espírito é a coisa que eu mais prezo. Pela primeira vez na minha vida eu me sinto realmente livre.

Simone de Beauvoir escreveu que estava interessada nas oportunidades dos indivíduos não em termos de felicidade, e sim em termos de liberdade. Ela acreditava que é muito difícil para a mulher assumir conscientemente sua condição de indivíduo autônomo e seu destino feminino, já que é mais confortável suportar uma escravidão cega do que trabalhar para se libertar. Segundo ela, não se sabe muito precisamente o que significa a palavra felicidade, nem que valores autênticos ela envolve. Não há nenhuma possibilidade de medir a felicidade, e é sempre mais fácil se declarar feliz mesmo em situações em que a felicidade está ausente.

Ela afirmou ainda que os mortos estão mais adaptados à terra do que os vivos. No entanto, uma volta ao passado não seria mais possível ou desejável. A mulher deveria recusar os limites de sua situação e procurar abrir para si os caminhos do futuro. Para ela, a resignação não passa de uma demissão e de uma fuga.

O drama da mulher seria o conflito entre a reivindicação fundamental de liberdade e as exigências de uma situação que nega essa condição. Como pode então se realizar? Que caminhos estão abertos? Quais conduzem a um beco sem saída? Como encontrar a independência no seio da dependência? Que circunstâncias restringem a liberdade da mulher e quais ela pode superar?

Simone de Beauvoir afirmou que só existe uma saída para as mulheres: elas deveriam recusar os limites que lhes são impostos e procurar abrir para si e para as outras mulheres os caminhos da libertação. Portanto, "a última idade" é muitas vezes uma libertação para a mulher, que, submetida durante toda a vida ao marido e dedicada aos filhos, poderia, enfim, preocupar-se consigo mesma.

Ao afirmarem categoricamente: "Este é o momento mais feliz da minha vida", "É a primeira vez que posso ser eu mesma", "É a primeira vez na vida que me sinto livre", as mulheres mais velhas revelam que é possível, sim, conciliar liberdade e felicidade, e que, mais ainda, a liberdade, mesmo que tardiamente conquistada, pode levar à plenitude, à autenticidade e à felicidade.

Ao afirmarem categoricamente: "Este é o momento mais feliz da minha vida", "É a primeira vez que posso ser eu mesma", "É a primeira vez na vida que me sinto livre", as mulheres mais velhas revelam que é possível, sim, conciliar liberdade e felicidade, e que, mais ainda, a liberdade, mesmo que tardiamente conquistada, pode levar à plenitude, à autenticidade e à felicidade.

A invenção de uma "bela velhice" parece depender tanto da sensação de segurança quanto da conquista de liberdade. De um lado, saúde, dinheiro suficiente para ter uma vida confortável, família, trabalho. De outro, uma maior liberdade para seguir a própria vontade.

Almejar a felicidade

EM SUAS INÚMERAS obras, o sociólogo polonês Zygmunt Bauman discutiu dilemas muito presentes no universo dos homens e das mulheres que tenho pesquisado. Ele afirmou que há dois valores absolutamente indispensáveis para uma vida feliz. Um é a segurança; o outro é a liberdade. Para ele, não seria possível ser feliz e ter uma vida digna e satisfatória na ausência de qualquer um dos dois. Segurança sem liberdade é escravidão. Liberdade sem segurança é caos.

Entretanto, ninguém, até hoje, encontrou a fórmula de ouro: a mistura perfeita entre segurança e liberdade. Cada vez que conseguimos mais segurança, entregamos um pouco da nossa liberdade. Quando temos mais liberdade, entregamos parte da nossa segurança.

A invenção de uma "bela velhice" parece depender tanto da sensação de segurança quanto da conquista de liberdade. De um lado, saúde, dinheiro suficiente para ter uma vida confortável, família, trabalho. De outro, uma maior liberdade para seguir a própria vontade.

Uma professora aposentada de 75 anos falou da importância de combinar a segurança com a liberdade:

Eu tenho uma teoria revolucionária: não existe velho ou jovem, existe pessoa doente ou saudável. A saúde é o mais importante para envelhecer bem. Não gosto quando dizem que a velhice é a melhor idade ou a pior idade. Não é melhor, nem pior, é simplesmente diferente. Mudei muito, sou muito mais livre e não me preocupo com a opinião dos outros. Com saúde, um pouco de dinheiro e bons amigos dá para viver muito bem nas diferentes fases da vida. Por que não agora?

Grande parte das mulheres afirmou que descobriu a liberdade tardiamente, e, com ela, veio também a felicidade.

Uma socióloga de 58 anos disse:

Antes, vivia para o marido, os filhos, a família, o trabalho. Já cumpri todas as minhas obrigações profissionais e familiares. Agora, posso cuidar de mim, fazer o que realmente gosto, não dar mais satisfação para ninguém. Posso ser eu mesma pela primeira vez na minha vida. Posso rir com minhas amigas e ser feliz comigo mesma, sem me preocupar tanto com os outros. Viva a minha liberdade mesmo que tardia.

Uma professora aposentada de 75 anos foi ainda mais enfática:

Não tenho marido e sou feliz. Invisto meu tempo, energia e dinheiro em mim. Não me preocupo mais com a opinião dos outros. Não tenho mais medo de dizer o que penso e quero. Tudo ficou muito melhor com a idade. Fiquei mais segura, confiante e autêntica. Pena que descobri a liberdade de ser eu mesma tão tarde. Espero que minhas netas descubram o valor da liberdade muito mais cedo.

Elas disseram que, quando mais jovens, apostaram mais na segurança do que na liberdade. Mais velhas, descobriram que a segurança pode ser uma espécie de prisão.

Uma dona de casa de 72 anos contou:

Parei de estudar para casar e ter filhos. Dediquei a minha vida inteira para eles. Não vivia a minha própria vida. Vivia a deles. Quase não saía de casa. Depois que fiquei viúva, passei a sair, viajar, fazer cursos, sair com as amigas. Eu vivia em uma prisão e nem percebia.

Muitas mulheres mostraram que entregaram a liberdade em função da segurança da família, do casamento, do marido e dos filhos. Outras, no entanto, revelaram ter entregado a segurança em prol da liberdade.

Uma jornalista de 56 anos afirmou:

Construí uma vida de sucesso, de viagens internacionais, de reconhecimento profissional. Quando fiz 50 anos tive uma crise violenta. Passei a sentir muita inveja das mulheres que têm uma família feliz, maridos que pagam as contas e resolvem os problemas. Passei a questionar as minhas escolhas e achar que elas têm uma vida muito mais feliz, tranquila e segura.

Apesar da grande ênfase no valor da liberdade, algumas mulheres disseram sentir falta de segurança em suas vidas.

Uma arquiteta de 65 anos disse:

Investi toda a minha vida na minha carreira. Hoje sinto uma enorme insegurança. Percebi que tudo na minha vida é frágil demais. Cansei de tomar sozinha todas as decisões e de não ter alguém que me proteja. Tudo o que rejeitei durante toda a minha vida passou a ser o meu maior desejo: um casamento sólido e seguro, um marido que cuide de mim, filhos que me amem. Só que agora é tarde demais.

A civilização, como lembrou Bauman, é uma troca: sempre ganhamos e perdemos algo. É impossível encontrar a solução perfeita: o equilíbrio entre liberdade e segurança. O pêndulo vai ou em direção à liberdade ou em direção à segurança. E esse seria o nosso grande dilema: nunca iremos parar de procurar o equilíbrio, pois desejamos ter liberdade e segurança ao mesmo tempo.

Outra contribuição de Bauman é a maneira como pensou os modelos para uma vida feliz. Segundo ele, muitos filósofos contemporâneos consideram a vida de Sócrates como a mais perfeita que se possa imaginar. Ele perguntou: o que isso significa? Significa que todos nós devemos imitar Sócrates e tentar ser iguais a ele? Não, respondeu. Ele não acreditava em uma maneira única de ser feliz.

As pessoas que imitam a forma de vida e o modelo de felicidade de outra pessoa não são como Sócrates. Pelo contrário, elas traem a receita de felicidade dele. Precisamente porque o segredo de Sócrates pode ser traduzido de uma maneira simples: para cada ser humano há um mundo perfeito a ser construído especialmente para ele. Sócrates considerava que o segredo da sua felicidade estava no fato de ele próprio, por sua própria vontade, ter criado a forma de vida que ele viveu.

Assim como não existe um projeto de vida igual a outro, não existe um modelo de "bela velhice" a ser imitado por todos. A beleza da velhice está, exatamente, em sua singularidade, na possibilidade de ser inventada por cada um de nós.

O significado de cada vida está inscrito na trajetória de cada indivíduo, em suas escolhas, em seus valores, em seus desejos, que são belos exatamente por serem únicos.

A "bela velhice" não é apenas uma utopia a ser sonhada, mas um projeto a ser realizado por cada um de nós.

Quero enfatizar que acredito que ter um projeto de vida que culmine em uma "bela velhice" não é um caminho apenas para celebridades. Muitos homens e mulheres que pesquisei encontraram o significado da própria vida em coisas simples. Eles e elas são felizes fazendo o que gostam, seja cuidar da casa, cuidar dos filhos ou dos netos, cuidar dos cachorros ou dos gatos, viajar, estudar, trabalhar, escrever, ler e tantas outras escolhas possíveis. Muitos gostam e querem continuar fazendo coisas que sempre fizeram.

Eu não preciso mais trabalhar, mas eu adoro. Trabalho o dia inteiro. Não consigo nem tirar férias. (jornalista, 60 anos)

Eu amo cuidar da minha casa e receber as minhas amigas. (psicóloga, 62 anos)

O que mais gosto é de ficar com meus cachorros e gatos. Parece que eles me conhecem e sabem exatamente o que eu preciso. Nunca recebi tanto amor dos filhos ou dos meus ex-maridos. Precisei envelhecer para descobrir esse tipo de amor desinteressado. (médica, 64 anos)

Não trabalho mais para ficar provando o meu valor, trabalho porque tenho muito tesão no que faço. (engenheiro, 65 anos)

Depois de velha decidi cantar. Nunca tinha cantado em toda a minha vida. Faço parte de um coral e descobri a minha verdadeira vocação. (dona de casa, 67 anos)

Depois de trabalhar a vida inteira, decidi voltar a estudar. Estou fazendo um curso de filosofia. Nunca fui tão feliz. (engenheiro, 69 anos)

Tenho bastante dinheiro, podia ficar em casa vendo futebol na televisão. Mas prefiro mil vezes trabalhar a ficar enchendo a cara e engordando, sem fazer nada. Se eu parar vou ficar deprimido, me sentir inútil. (engenheiro, 73 anos)

Trabalhei a vida inteira para provar o meu valor. Ganhei muito dinheiro e poder, mas era muito infeliz. Hoje, faço um trabalho voluntário e sou o homem mais realizado do mundo. Não ganho um tostão, mas faço o que realmente me deixa feliz. (empresário, 75 anos)

Vou todos os dias à igreja. Lá tenho muitos amigos, converso, rezo. Tenho a paz de espírito que sempre desejei e nunca tive. (professora aposentada, 75 anos)

O momento mais feliz do meu dia é quando caminho na areia da praia. Amo o sol, o mar, a natureza. Algumas mulheres me olham espantadas porque ainda uso biquíni. Fico muito triste de ver os preconceitos que as mulheres alimentam contra elas mesmas. (funcionária pública aposentada, 79 anos)

Eu não me sinto obrigada a cuidar dos meus netos, mas eu gosto e eu mesma estipulo os horários em que quero fazer isso. E não abro mão de fazer ginástica, almoçar com as amigas, fazer compras, passear, ir ao teatro e ao cinema. (dona de casa, 87 anos)

Para os homens e as mulheres, o mais importante é que suas escolhas sejam motivadas pela própria vontade, e não pela necessidade de responder às demandas sociais ou familiares. Fazem o que fazem porque querem, não porque precisam fazer. Como já mostrei anteriormente, a oposição entre o verbo precisar e querer é uma chave importante para descobrir o significado da própria vida e inventar uma "bela velhice".

Para cada indivíduo singular existe uma "bela velhice" também singular, que só pode ser construída por ele e vivida unicamente por ele.

Portanto, não é possível imitar a "bela velhice". Cada um de nós é o único autor e o único responsável por construir, passo a passo, precoce ou mesmo tardiamente, a própria "bela velhice".

Assim como não existe um projeto de vida igual a outro, não existe um modelo de "bela velhice" a ser imitado por todos. A beleza da velhice está, exatamente, em sua singularidade, na possibilidade de ser inventada por cada um de nós.

A ilusão de que os filhos podem ser uma garantia para uma boa velhice tem sido destruída. A violência contra o velho vem, em grande parte, exatamente daqueles que deveriam proteger e cuidar deles. Maus-tratos físicos e psicológicos, insultos, ameaças, espancamentos, abandonos, abusos financeiros, restrição da liberdade, negligência, recusa ou omissão de cuidados por parte dos filhos, netos ou outros familiares é um quadro comum nos frequentes casos de violência doméstica.

Cultivar a amizade

No Brasil, o ideal da família como fonte de segurança e de felicidade permanece forte. Apesar de estar aumentando consideravelmente o número de brasileiros que vivem sozinhos por opção, o valor da vida em família ainda é dominante.

A escolha de não ter filhos, apesar de cada vez mais frequente, não é totalmente legítima em nossa cultura. As brasileiras que fazem essa escolha ainda são percebidas como desviantes e são muito questionadas sobre as razões de optarem por algo fora do modelo tradicional.

Uma das principais razões apontadas para a decisão de ter filhos é a necessidade de ter segurança, amparo, apoio e companhia na velhice. As mulheres perguntam para aquelas que optam por não ter filhos: "Mas como vai ser a velhice? Como vai enfrentar uma velhice solitária? Por que não adota?"

A imagem do velho sozinho é associada ao abandono, desamparo, fracasso, insegurança. Os filhos são vistos como uma possível proteção contra a velhice solitária e infeliz, uma espécie de seguro contra a velhice desamparada.

No entanto, a ilusão de que os filhos podem ser uma garantia para uma boa velhice tem sido destruída. A violência contra o velho vem, em grande parte, exatamente daqueles que deveriam proteger e cuidar deles.

Maus-tratos físicos e psicológicos, insultos, ameaças, espancamentos, abandonos, abusos financeiros, restrição da liberdade, negligência, recusa ou omissão de cuidados por parte dos filhos, netos ou outros familiares é um quadro comum nos frequentes casos de violência doméstica.

Encontrei um discurso recorrente entre as mulheres de mais de 60 anos: elas disseram que se sentem cuidadas, apoiadas e amadas pelas amigas. Afirmaram que as amigas são a verdadeira riqueza que acumularam durante toda a vida.

São as amigas que as acompanham nas consultas médicas, cuidam da alimentação delas quando estão doentes, ficam no hospital quando fazem algum tipo de cirurgia, ligam diariamente para saber se estão bem.

São as amigas que estão presentes nos momentos de tristeza e de alegria. São as amigas que fazem com que elas se sintam importantes. As amigas são as verdadeiras cuidadoras.

Muitas disseram que os filhos e os netos não têm o menor interesse em suas vidas e histórias. Acusaram os mais jovens de viver em uma permanente "egotrip", interessados apenas neles próprios, sem tempo ou disponibilidade para os outros, especialmente para os mais velhos.

Uma médica de 66 anos disse:

Tenho três filhos. Quando telefono para eles só recebo patadas, estão sempre ocupados, me fazem sentir que estou incomodando, como se eu fosse um traste velho que só atrapalha a vida deles. E eu sempre achei que eles seriam meus amigos, especialmente nesta fase da vida. O que me restou de verdade são três grandes amigas da época da faculdade. Nos falamos quase todos os dias, saímos, viajamos, vamos jantar. Elas cuidam de mim e eu delas. É muito engraçado: estamos sempre ligadas na saúde de cada uma, nas dietas, nos problemas com os filhos. Se não fosse por elas, eu estaria completamente só.

É óbvio que algumas mulheres disseram ter o apoio dos filhos e dos maridos, mas as amigas apareceram muito mais em seus discursos, especialmente quando falaram de doenças e de outras dificuldades físicas ou emocionais.

Uma professora aposentada de 70 anos contou:

Meus irmãos, cunhadas e sobrinhos só me ligam quando estão precisando de dinheiro ou com algum problema de saúde. Nunca me procuram para saber como estou ou para perguntar se preciso de alguma coisa. É sempre para pedir, pedir, pedir... E eu, culpada, fazia tudo o que eles pediam. Demorou, mas consegui deletar todos eles do Facebook e da minha vida. Graças a Deus, tenho amigas de verdade, que têm amor e interesse por mim.

Outras afirmaram que são "sortudas", pois ganharam novas amigas em uma idade mais avançada. Disseram que não é nada fácil fazer novas amizades quando se está mais velha, mas que conseguiram conquistar amigas no ambiente de trabalho, em atividades de lazer, grupos de estudo e trabalhos voluntários.

Uma jornalista de 62 anos afirmou:

Tenho muita sorte, pois tenho oportunidades de conhecer pessoas interessantes. Nos últimos anos, fiz quatro grandes amigas, de diferentes idades. Faço questão de convidá-las para jantar, de ligar sempre, de me colocar disponível para o que precisarem. Tenho amigas da época da adolescência, mas faço questão de cultivar novas amigas. São elas que me fazem sentir que sou importante na vida de alguém. Quando preciso de um abraço carinhoso, elas sempre estão por perto.

Elas disseram que as amigas são parte da "família escolhida", não obrigatória, e que os laços de amizade são muito mais fortes do que os laços de sangue. Muitas se sentem mais escutadas, reconhecidas e amadas pelas amigas do que pelos filhos ou netos.

Uma escritora de 75 anos disse:

As minhas amigas são o meu maior patrimônio. Lógico que é importante ter sucesso, dinheiro, reconhecimento, mas são as amigas que realmente cuidam de mim. Aprendi a afastar todas as pessoas que chamo de vampiras: aquelas que só sugam, reclamam, demandam, fazem mal, botam para baixo. Só quero na minha vida quem me alimenta de coisas boas, me faz bem, me estimula a ser cada vez melhor. Elas são a minha verdadeira família.

Como diz a música de Milton Nascimento: "Amigo é coisa para se guardar/ no lado esquerdo do peito/ mesmo que o tempo e a distância digam não/ mesmo esquecendo a canção/ o que importa é ouvir a voz que vem do coração". Poderíamos cantar: "Amiga é coisa para se guardar...".

Encontrei um discurso recorrente entre as mulheres de mais de 60 anos: elas disseram que se sentem cuidadas, apoiadas e amadas pelas amigas. Afirmaram que as amigas são a verdadeira riqueza que acumularam durante toda a vida.

As mulheres disseram que as amigas são parte da "família escolhida", não obrigatória, e que os laços de amizade são muito mais fortes do que os laços de sangue. Muitas se sentem mais escutadas, reconhecidas e amadas pelas amigas do que pelos filhos ou netos.

O tempo para cuidar de si é visto como um bem valioso e escasso que não podem mais desperdiçar. Para tanto, precisaram aprender a dizer não para as obrigações, não para a opinião dos outros, não para as demandas externas, não para tudo o que fere a liberdade tardiamente conquistada.

Viver o presente

As mulheres mais velhas afirmaram: "É a primeira vez na vida que o meu tempo é para mim mesma." Disseram que, após passarem a vida toda respondendo às demandas e expectativas dos outros, aprenderam a respeitar a própria vontade e priorizar o tempo para si mesmas.

Mais jovens, cuidavam e se preocupavam com os outros. Mais velhas, cuidam e se preocupam mais consigo mesmas. O uso que fazem do tempo é a medida dessa mudança de foco. A prioridade agora é o tempo para pequenos prazeres do cotidiano: é um tempo livre, elas podem escolher como empregá-lo. Antes, um tempo para os outros. Hoje, um tempo para si. Antes, o tempo da obrigação. Hoje, o tempo da vontade.

Uma fisioterapeuta de 55 anos contou:

Por incrível que pareça, eu nunca me perguntei: o que quero fazer hoje, qual a minha vontade? Acordava e saía direto para o trabalho, cuidava da casa, do marido, dos filhos. Parecia um zumbi, um robô, uma máquina. Até que tive síndrome do pânico e tive que parar tudo por um ano. Quando melhorei, passei a olhar a minha vida de outro ângulo, saborear o meu tempo, cultivar a minha vontade, aprender o que quero de verdade. Estou ainda nesse processo de aprendizado de mim mesma.

Elas disseram que, ao colocarem o foco nos próprios desejos e necessidades, pararam de se preocupar com a opinião e o julgamento dos outros, com a aparência e a autoimagem. Descobriram que não tinham tempo para si, pois estavam ocupadas demais em satisfazer os desejos dos outros. Antes, tinham uma necessidade desesperada de provar o próprio valor e de serem amadas por todos. Agora, estão mais interessadas em ser o que realmente são e têm certeza de que é uma luta perdida tentar agradar a todo mundo.

O tempo para cuidar de si é visto como um bem valioso e escasso que não podem mais desperdiçar. Para tanto, precisaram aprender a dizer não para as obrigações, não para a opinião dos outros, não para as demandas externas, não para tudo o que fere a liberdade tardiamente conquistada.

Passaram a usar o tempo naquilo que lhes dá prazer, como as amizades. Gostam de ficar com os netos, com os filhos e com o marido, mas por escolha, não por obrigação.

Uma arquiteta de 57 anos disse:

Eu nunca tinha tempo para mim, estava sempre cuidando de alguém ou trabalhando, sempre exausta e insatisfeita. Quando entrei na menopausa, decidi que iria gastar o tempo comigo mesma. Minha vida mudou completamente. Estou muito mais focada no meu próprio desejo e no meu prazer. Foi uma verdadeira revolução.

Aprenderam a priorizar a saúde, o bem-estar, a qualidade de vida, os pequenos prazeres.

Uma dona de casa de 65 anos afirmou:

Aos 60 anos tive uma crise de depressão. Percebi que nunca tinha tido vida própria, que nunca tinha feito algo só para mim, que nem sabia ao certo o que eu queria para a minha vida. Sempre tive vontade de estudar filosofia, mas me achava velha para recomeçar. Resolvi seguir a minha vontade e entrei na faculdade. Nunca me senti tão feliz como agora.

Muitas mulheres se perguntam: por que demorei tanto para descobrir o valor da liberdade, do tempo e do cuidado de mim? Por que não descobri mais cedo a importância de "ser eu mesma"?

Esse tipo de discurso mostra que o exercício da liberdade, a aceitação da própria vontade e o foco em si são descobertas tardias, e extremamente valorizadas, indicando que elas sentem que perderam algo fundamental quando mais jovens. Só na maturidade descobriram a possibilidade de "ser eu mesma".

Nesse sentido, envelhecer tem um ganho muito positivo. Só mais velhas conseguiram ser livres e seguir a própria vontade. No entanto, elas enfatizaram que teria sido muito melhor se tivessem descoberto isso mais cedo, que poderiam não ter desperdiçado tanto tempo.

A ideia muito presente — "pena que só descobri isso tão tarde" — revela a frustração por não terem aproveitado plenamente a vida como poderiam se tivessem, quando mais jovens, exercido a liberdade e respeitado a própria vontade.

Liberdade é a chave para compreender essa mudança de foco. Mais velhas, elas se sentem mais livres. A liberdade passa a ser o maior valor. Daí dizerem que é o melhor momento da vida. Não é o melhor momento porque elas envelheceram. É o melhor momento porque, pela primeira vez, elas se sentem livres para "ser eu mesma".

Homens e mulheres falaram da importância de viver intensamente o presente como a melhor maneira de se preparar para a velhice.

Um médico de 86 anos contou o seu segredo para envelhecer bem:

Pode parecer clichê, mas é a mais pura verdade: o passado não existe mais e o futuro ainda não chegou.

Só existe o momento presente. É preciso aprender a perder para poder ganhar. E tem pessoas que não aceitam que a vida é uma sucessão de perdas e ganhos. Não há melhor preparo para a velhice do que viver cada dia intensamente. É preciso ter essa exaltação de estar vivo, a alegria e o encantamento de viver intensamente cada momento. Sempre considerei o meu tempo o meu bem mais precioso. Eu tenho alegria de viver cada momento da minha vida.

Nos discursos dos homens não apareceu o arrependimento de ter descoberto tardiamente a importância da liberdade.

Um engenheiro de 72 anos disse:

Eu nunca parei de trabalhar. Trabalho o dia inteiro com muito prazer. Não penso em me aposentar. O mais importante para encarar a velhice numa boa é não levar a velhice tão a sério, rir um pouco dela e rir de mim mesmo. Cada problema que aparece eu penso: se for só isso, dá para administrar. E vou administrando os problemas para continuar vivendo cada momento da minha vida com muito prazer. Vou me adaptando ao momento presente: se não consigo mais correr, ando um pouco mais devagar, mas continuo andando. Se não consigo mais beber como antes, tomo só uma dose de uísque. Mas a vida continua.

Enquanto as mulheres descobriram tardiamente a liberdade e a importância de colocar o foco em si e, portanto, valorizam o momento presente, os homens parecem querer continuar vivendo intensamente cada momento de suas vidas, inclusive o momento da velhice.

No caso feminino, há uma ruptura que gosto de chamar de "clique", uma verdadeira revolução em suas vidas: elas deixam de se concentrar no cuidado dos outros e passam a cuidar mais de si mesmas. O presente se torna muito melhor do que o passado, pois elas se sentem livres pela primeira vez na vida.

No caso masculino, há uma continuidade, eles querem manter a paixão, a alegria e o prazer de serem úteis e ativos, mesmo tendo que se adaptar ao momento presente. Eles continuam a colocar o foco em seus prazeres e atividades. Não há rupturas ou revoluções em suas vidas. Eles não disseram que é o melhor momento da vida porque finalmente podem ser livres. Eles sempre foram muito mais livres do que as mulheres.

Liberdade é a chave para compreender essa mudança de foco. Mais velhas, elas se sentem mais livres. A liberdade passa a ser o maior valor. Daí dizerem que é o melhor momento da vida. Não é o melhor momento porque elas envelheceram. É o melhor momento porque, pela primeira vez, elas se sentem livres para "ser eu mesma".

Não é o envelhecimento que é valorizado pelas mulheres: o que é importante é a liberdade, ainda que tardiamente conquistada, de "ser eu mesma", com foco nos próprios desejos e no cuidado de si.

Dizer não

NA MINHA PESQUISA, 32% das mulheres disseram que não são felizes por serem perfeccionistas, insatisfeitas, críticas, ocupadas, preocupadas, estressadas, inseguras.

No entanto, 60% afirmaram que querem ser mais felizes, leves e divertidas.

Elas deram inúmeras dicas para a conquista da felicidade, tais como:

- não ser tão crítica com os outros e consigo mesma;
- não se preocupar com a autoimagem;
- não se cobrar tanto;
- não aumentar pequenos problemas;
- não se preocupar com a opinião e a aprovação dos outros;
- não se levar tão a sério;
- não querer ser perfeita;
- não ter vergonha do próprio corpo;
- não se comparar com mulheres mais jovens, magras e sensuais;

- não se olhar muito no espelho;
- não conviver com pessoas negativas, agressivas e invejosas;
- não fingir orgasmos;
- não desperdiçar tempo com pessoas desagradáveis e fofoqueiras;
- não ir a eventos sociais por obrigação;
- não responder a todas as demandas de amigos, familiares ou colegas de trabalho;
- não dividir o prato só para ser gentil;
- não atender aqueles que só sabem pedir ou reclamar (e nunca dão nada em troca);
- não emprestar dinheiro nem para o melhor amigo;
- não pedir dinheiro emprestado nem para o melhor amigo;
- não aceitar encomendas quando viajar;
- não pedir nada para os que vão viajar;
- não ser fiadora de amigos ou parentes;
- não mendigar amor, atenção e reconhecimento;
- não se fazer de vítima;
- não achar que é o centro do mundo;
- não deixar para amanhã o que pode resolver hoje;
- não ter medo de dizer não.

Uma professora de 65 anos citou uma frase da atriz Marília Pêra para exemplificar a importância de dizer não para ser mais feliz:

A Marília Pêra recusou um projeto importante e uma jovem atriz disse: "Lógico que você pode dizer não, você é a Marília Pêra!" Ela respondeu: "É exatamente o contrário. Eu só sou a Marília Pêra porque aprendi a dizer não."

A professora também disse que só agora, aos 65 anos, descobriu o segredo da felicidade:

Li que o lema da Hillary Clinton é foda-se. Hoje, sou como ela: não me interessa a opinião dos outros, se gostam ou não de mim e se fazem fofocas. Aprendi a ligar o botão do foda-se, passei a dizer não e minha vida ficou muito mais leve, mais livre e mais feliz.

• • •

O pequeno texto acima, "A arte de dizer não", publicado no dia 1º de janeiro de 2013, foi a minha coluna de maior sucesso na *Folha de S. Paulo*.

Milhares de leitores recomendaram o texto no site da *Folha*. Recebi centenas de mensagens de mulheres que imprimiram o texto e distribuíram para as amigas, fixaram na geladeira, colaram no computador, guardaram na bolsa.

Uma psicóloga de 52 anos escreveu:

A sua coluna, de forma despretensiosa, mas encantadora, dá muitas dicas para sermos mais felizes. A sensação de não estar sozinha, de que outras mulheres sentem a mesma coisa, traz um enorme alívio. Ficamos conscientes de que não somos as únicas que sofrem com as cobranças sociais e familiares. Você, sem querer, tornou-se a porta-voz das angústias da mulher brasileira. Seus textos têm mostrado que nós podemos trilhar um outro caminho: o da libertação das amarras do preconceito, da opinião alheia, da obsessão com a perfeição e com a aparência. Você tem me incentivado a ter coragem de ser eu mesma. Como fez Leila Diniz.

Como ela mostrou, não é o envelhecimento que é valorizado pelas mulheres: o que é importante é a liberdade, ainda que tardiamente conquistada, de "ser eu mesma", com foco nos próprios desejos e no cuidado de si.

Uma atriz de 56 anos disse:

O gosto que senti ao ler as dicas da sua coluna foi o de felicidade. Imprimi e colei na minha geladeira. Vou tomar muitas cápsulas desses "nãos" todos os dias e, com certeza, vou ser muito mais feliz. Basta de querer provar o meu valor. Chega de querer agradar todo mundo. Já desperdicei muito tempo da minha vida buscando o reconhecimento dos outros. Agora, é hora de cuidar de mim. Pena que descobri isso tão tarde.

Uma cientista social de 54 anos sugeriu a solução dialética para aquelas que têm dificuldade de dizer não:

Muitas vezes é impossível dizer não. Adotei, então, a solução dialética: quando não consigo dizer sim ou não, busco uma solução intermediária, alternativa, que fuja dos extremos. Sempre encontro algo no meio do caminho que é e não é, ao mesmo tempo, sim e não. Funciona!

Lendo as inúmeras mensagens que recebi, é fácil perceber que **a "melhor idade" é** aquela em que, finalmente, as mulheres conseguem ser mais livres.
Uma dentista de 63 anos afirmou:

Adorei a ideia de ligar o botão do foda-se. Depois de ler sua coluna, cheguei à conclusão de que estou na minha melhor idade: a idade do foda-se!

O não é a palavra que representa a recusa em assumir os papéis impostos pela sociedade. Muitas mulheres disseram que só conseguiram ser mais felizes e livres depois que envelheceram. Será que é necessário esperar tanto tempo para aprender a dizer não?

A "melhor idade" é aquela em que, finalmente, as mulheres conseguem ser mais livres.

O não é a palavra que representa a recusa em assumir os papéis impostos pela sociedade. Muitas mulheres disseram que só conseguiram ser mais felizes e livres depois que envelheceram. Será que é necessário esperar tanto tempo para aprender a dizer não?

O discurso dos homens é pautado pela busca de significado com uma atividade que lhes dê tesão.
O discurso das mulheres é focado na liberdade de "ser eu mesma"

Respeitar a vontade

Constatei uma diferença nos discursos masculinos e femininos ao analisar a reação dos leitores aos textos que escrevi para a *Folha de S.Paulo*. Por exemplo, o texto "A bela velhice" provocou mais respostas de homens. Já com a coluna "A arte de dizer não" ocorreu o contrário: quase todas as mensagens que recebi foram de mulheres.

Ao analisar as mensagens recebidas, é fácil perceber que os homens respondem mais aos textos que falam do trabalho como fonte de significado na última fase da vida.

Eles também falam mais da importância da família, da esposa, dos filhos e dos netos.

As mulheres se mobilizam mais com os textos que abordam a liberdade que elas podem conquistar com a maturidade, como o fato de não se preocuparem com a opinião dos outros e terem a possibilidade de cuidar mais de si.

Eles se arrependem de não terem dedicado mais tempo à família quando mais jovens.

Elas se arrependem de não terem dedicado mais tempo a si mesmas quando mais jovens.

Mais velhos, eles querem ter um projeto de vida mais voltado para a família e para uma atividade que lhes dê tesão.

Elas, ao contrário, querem sair mais de casa, viajar, passear, estudar, ir a restaurantes, cinemas, teatros.

Eles priorizam a família e o trabalho.

Elas priorizam as amigas e o cuidado de si mesmas.

Eles falam do cuidado e do amor que passaram a dar e receber das pessoas mais importantes de suas vidas. Não puderam fazer isso antes, pois estavam sempre dedicados à vida profissional e a ganhar dinheiro para sustentar a casa e a família.

Elas falam muito menos da família, e, quando falam, é para reclamar que passaram a vida inteira cuidando do marido, dos filhos e da casa. Não puderam cuidar de si mesmas antes, pois estavam sempre ocupadas em cuidar dos outros.

Antes, para eles, era o tempo do trabalho. Mas eles não falam de prisão ou de falta de liberdade quando se referem ao tempo da juventude.

Elas, ao contrário, falam de prisão, obrigação, dever, cuidado dos outros ao se referirem ao tempo em que eram mais jovens.

Percebi a mesma diferença nos grupos de discussão realizados com homens e mulheres de mais de 60 anos.

Os homens enfatizaram a importância da família nesta etapa da vida. Mostraram-se emocionados e até choraram ao falar da família como fonte de apoio, amor e cuidado.

Já as mulheres de mais de 60 anos praticamente não mencionaram a família, os maridos, os filhos e os netos. Foi fácil perceber que a demanda feminina por reconhecimento, reciprocidade, respeito, segurança, escuta e cuidado é satisfeita principalmente pelas amigas.

No discurso deles, a ideia de reciprocidade está associada à família, principalmente ao apoio que receberam da esposa em todas as fases da vida e ao amor que dão e recebem, hoje, dos filhos e dos netos.

Já nos discursos delas, a ideia de reciprocidade está muito mais presente nas relações de amizade do que nas de parentesco.

Eles falam com muita emoção e gratidão das esposas.

Elas falam do marido e também dos filhos como obrigações que cercearam a própria liberdade.

Eles falam do amor e atenção que recebem dos filhos e netos.

Elas reclamam da falta de atenção dos filhos e dos netos.

O discurso dos homens é pautado pela busca de significado com uma atividade que lhes dê tesão.

O discurso das mulheres é focado na liberdade de "ser eu mesma".

O discurso delas parece muito mais individualista do que o deles: é um "discurso do eu". A prioridade delas é "cuidar de mim mesma", "priorizar o tempo para mim", "cultivar o meu prazer", "respeitar a minha vontade", "realizar o meu desejo", "ser eu mesma".

É interessante lembrar que, quando perguntei para as mulheres o que elas mais invejam nos homens, a resposta mais citada foi "liberdade". Elas disseram invejar, acima de tudo, a liberdade masculina.

Quando perguntei aos homens o que eles mais invejam nas mulheres, a resposta de quase todos foi "nada".

Portanto, **ser livre parece ser uma demanda tipicamente feminina, especialmente para as mulheres mais velhas, que sempre se sentiram obrigadas a cumprir o papel de esposa e de mãe e precisaram abrir mão de outras possibilidades.**

Para homens e mulheres, a velhice pode ser um momento de descobertas e de experimentar possibilidades não exercidas em fases anteriores da vida.

O que quero destacar é que a questão da libertação na velhice é exclusivamente feminina.

É muito curioso perceber que as diferenças entre homens e mulheres adquirem um novo significado na velhice. Enquanto elas parecem se tornar mais individualistas, autônomas e independentes, eles parecem ficar mais amorosos, caseiros e dependentes da família.

Portanto, pode-se pensar que não é apenas em função do mercado de casamento favorável que os homens se casam mais quando mais velhos. É também porque eles precisam mais dos casamentos e da segurança familiar do que as mulheres mais velhas.

Já elas parecem optar por usufruir a liberdade tardiamente conquistada. Elas se referem aos casamentos anteriores como um tipo de prisão e cerceamento de seus desejos. Prisão que não querem mais no momento em que, pela primeira vez na vida, se sentem livres para respeitar as próprias vontades, desejos e sonhos.

A demanda feminina por reconhecimento, reciprocidade, respeito, segurança, escuta e cuidado é satisfeita principalmente pelas amigas.

Ser livre parece ser uma demanda tipicamente feminina, especialmente para as mulheres mais velhas, que sempre se sentiram obrigadas a cumprir o papel de esposa e de mãe e precisaram abrir mão de outras possibilidades.

Quando perguntei: "Quem envelhece melhor: o homem ou a mulher?", em todas as faixas etárias, ambos os sexos concordaram que os homens envelhecem melhor do que as mulheres. Disseram que os homens ficam interessantes quando mais velhos, que os cabelos brancos tornam os homens ainda mais charmosos, que os homens maduros são atraentes.

Vencer o medo

As MULHERES DEMONSTRAM ter mais medo do envelhecimento do que os homens. Entre os pesquisados de até 59 anos, 38% das mulheres e 25% dos homens disseram ter medo de envelhecer. É curioso observar que o medo diminui acentuadamente com o correr dos anos. Após os 60 anos, 19% das mulheres e 10% dos homens afirmaram que têm medo de envelhecer.

Os medos de homens e de mulheres são os mesmos: doenças, limitações físicas, dependência, dar trabalho aos outros, perder a memória, solidão, abandono, desrespeito, falta de dinheiro e morte. Só os homens, no entanto, mencionaram medo de ter arrependimentos, frustrações, de ficarem inúteis, chatos ou deprimidos e de falta de emprego.

Quando perguntei: "Quem envelhece melhor: o homem ou a mulher?", em todas as faixas etárias, ambos os sexos concordaram que os homens envelhecem melhor do que as mulheres. Disseram que os homens ficam interessantes quando mais velhos, que os cabelos brancos tornam os homens ainda mais charmosos, que os homens maduros são atraentes.

No entanto, apenas um grupo discordou desta afirmação. Em um único grupo apareceu a ideia de que as mulheres envelhecem melhor do que os homens. Esse grupo específico afirmou que os homens ficam mais dependentes de outras pessoas na velhice, têm mais problemas de saúde, morrem mais cedo, bebem mais, comem mal, são sedentários, ficam deprimidos depois da aposentadoria, têm menos amigos, não sabem aproveitar o tempo livre, não gostam de sair, viajar, dançar.

Esse grupo disse também que, inclusive na aparência do corpo, as mulheres envelheceriam melhor do que os homens. Os homens ficariam barrigudos, carecas, usariam roupas velhas e largas, não poderiam pintar o cabelo. Como também não fizeram uso de recursos e tratamentos cosméticos, a pele deles ficaria pior com a idade. As mulheres mais velhas, como sempre se cuidaram mais, além de se tornarem mais saudáveis, teriam uma aparência mais jovem e mais bonita do que os homens de mais de 60.

Que grupo seria este, afinal, que se diferencia de todos os demais?

Curiosamente, apenas as mulheres de mais de 60 anos afirmaram que os homens envelhecem pior.

Justamente aquelas que já envelheceram negaram a crença que sempre alimentaram: a de que o envelhecimento masculino é melhor do que o feminino. A experiência concreta da velhice provou que elas estavam enganadas.

Uma funcionária pública aposentada de 75 anos disse:

Não é por sorte ou por acaso que vivemos muito mais do que os homens. Eles só procuram os médicos quando estão doentes. Não se cuidam, bebem muito, comem porcaria na rua. Eu sempre me cuidei. Faço pilates, me alimento bem, vou sempre ao médico. Tenho o corpo e a saúde de uma menina. Meu ex-marido está com uma pança enorme, careca, teve um enfarte e parece um velho caquético. Mas ele foi esperto: casou com uma enfermeira mais nova do que a nossa filha, que cuida dele 24 horas por dia.

É interessante perceber que quando mais jovens elas alimentaram a ideia de que o homem envelhece melhor, desvalorizando e prestando muito mais atenção ao envelhecimento da aparência feminina do que da masculina.

Uma advogada de 62 anos afirmou:

As mulheres são muito cruéis com as outras mulheres e, principalmente, com elas mesmas. Elas ficam procurando as rugas, as manchas na pele, os fios brancos. Parecem detetives com lentes de aumento buscando provas da própria velhice. E elogiam as rugas e os cabelos brancos dos homens, dizendo que são charmosos. Elas enxergam os mínimos defeitos do corpo feminino e são cegas para a decadência física masculina. Se elas fossem justas, iriam concordar que, no conjunto da obra, estamos muito melhor.

Apenas as mulheres de mais de 60 anos discordaram da ideia de que o envelhecimento masculino é mais bonito do que o feminino, ideia cultivada não apenas pelos homens, mas também pelas mulheres mais jovens.

Uma fonoaudióloga de 65 anos contou:

Sempre acreditei que os homens envelheciam muito melhor, que suas rugas e cabelos brancos eram um charme. Quando envelheci de verdade, percebi que isso é uma grande mentira. Estou muito melhor do que o meu marido, em todos os sentidos: mais bonita, mais feliz e muito mais ativa do que ele. Além de desdentado e barrigudo, ele passa o dia inteiro vendo televisão.

Mais velhas, elas constataram que, na realidade, as mulheres estão mais bonitas, mais cuidadas e mais saudáveis do que os homens. Além disso, elas afirmaram que estão mais felizes, mais independentes e aproveitando muito mais as vantagens da maturidade do que os homens.

Ao associar essas respostas aos medos que as mulheres têm de envelhecer, medos relacionados à decadência do corpo, às rugas, à facilidade de engordar, é possível pensar que o enorme investimento que elas fazem no cuidado do corpo (que aparece nas respostas como ir ao médico, usar creme hidratante e filtro solar) produz um efeito positivo: elas vivem mais e afirmam que vivem melhor do que os homens. Elas disseram que eles não se previnem, só vão a médicos quando estão realmente doentes, têm péssimos hábitos (beber muito, comer mal, não se exercitar). Elas, desde muito cedo, cuidaram do corpo/aparência, mas também do corpo/saúde. Portanto, vivem mais e de forma mais independente na velhice.

Como mostrei anteriormente, muitas mulheres se queixaram por se sentirem invisíveis socialmente, não serem mais consideradas desejáveis, serem ignoradas e praticamente transparentes ao olhar masculino.

No entanto, essa invisibilidade social parece ter como um resultado inesperado a libertação da ditadura da aparência jovem, e uma mudança importante de foco: elas deixam de existir para serem olhadas, elogiadas e admiradas pelos homens. Podem, finalmente, buscar o próprio desejo e cuidar de si. Podem, finalmente, "ser elas mesmas".

Em um único grupo apareceu a ideia de que as mulheres envelhecem melhor do que os homens. Esse grupo específico afirmou que os homens ficam mais dependentes de outras pessoas na velhice, têm mais problemas de saúde, morrem mais cedo, bebem mais, comem mal, são sedentários, ficam deprimidos depois da aposentadoria, têm menos amigos, não sabem aproveitar o tempo livre, não gostam de sair, viajar, dançar.

Mais velhas, elas constataram que, na realidade, as mulheres estão mais bonitas, mais cuidadas e mais saudáveis do que os homens. Além disso, elas afirmaram que estão mais felizes, mais independentes e aproveitando muito mais as vantagens da maturidade do que os homens.

Simone de Beauvoir escreveu que, para as mulheres, a velhice pode ser ainda mais cruel do que para os homens, já que o destino da mulher é ser, aos olhos do homem, um objeto erótico. Ao ficar velha, ela perderia o lugar que lhe é destinado na sociedade: "Torna-se um monstro que suscita repulsa e até mesmo medo."

Aceitar a idade

A atriz Jane Fonda, aos 75 anos, garantiu que estava na melhor fase da sua vida. Afirmou que não tinha medo das rugas nem da morte, que namorava, viajava, meditava, fazia ioga, cinema, lutava por causas humanitárias. Ela disse que estava no "terceiro ato da vida", que começou aos 60 anos.*

Para ela, a velhice deveria ser planejada com antecedência emocional, física e financeira. Para tanto, enfatizou a importância de ter amigos, investir em planos de aposentadoria e de revisar constantemente a vida, olhando para trás "para entender quem você é". "Sinto que nesta fase da minha vida estou me tornando quem eu deveria ter sido o tempo inteiro."

Ela contou que fez duas plásticas, aos 40 e aos 72 anos.

---

* Mariana Timóteo da Costa, "Aos 75 anos, Jane Fonda diz gostar cada vez mais de sexo", Caderno Ela, *O Globo*, 23 nov. 2012.

Não quero ser hipócrita, já fiz plástica, não há nada de errado nisso. O que é errado é fazer demais, tentar parecer ter 30 quando tem 50, apagar as rugas. Eu disse para o médico: não quero que você leve as minhas rugas, porque não quero parecer idiota. Plástica é bom para você se parecer com você, só um pouquinho melhor, menos cansada e triste.

A atriz afirmou que a melhor forma de encarar os problemas da idade é abraçar o "vácuo fértil", tentando não se preocupar demais.

Você tem que ficar um pouco quietinha, prestando atenção em você. Se preparar para encarar uma nova realidade. Não tentar permanecer superjovem, saber que as coisas estão mudando e entender para onde quer que essas mudanças levem você. Hoje sou bonita de outra maneira. Não dá para pensar que o tempo vai voltar, o importante é o agora.

A atriz norueguesa Liv Ullmann, ao ser perguntada como se sentia ao se olhar no espelho e se ver com 73 anos, disse:*

Envelhecer muda a gente por dentro. Quando uma mulher é atraente, ela deposita muito de si no visual.

---

* Rodrigo Fonseca, "Liv Ullmann, musa de Bergman, fala sobre amor, cinema e velhice", *O Globo*, on-line, 20 nov. 2012.

Seu rosto é uma pintura. Diz tudo. Quando essa mulher envelhece e se olha no espelho, dependendo do ângulo da luz, ela vai se achar bonita, achar encantos. Mas aí ela olha uma foto e vê que é mentira, pois o tempo está ali, na frente. Eu estou nessa fase, de ver que a pintura não é o rosto, é o interior. Mas ainda me sinto mais bonita do que as mulheres de botox. Minha face não tem retoques. Sou o que sou.

Não são apenas as mulheres que falam do envelhecimento como uma fase de profundas transformações e de cobranças sociais. Aqui no Brasil, temos o exemplo do cantor Ney Matogrosso. Aos 71 anos, ele disse que exigia o direito ao seu envelhecimento. O cantor contou que costuma pedir que não usem Photoshop em suas fotografias. "Sempre falo: 'Olha, não façam Photoshop.' Eu exijo o direito ao meu envelhecimento."*

Simone de Beauvoir escreveu que, para as mulheres, a velhice pode ser ainda mais cruel do que para os homens, já que o destino da mulher é ser, aos olhos do homem, um objeto erótico. Ao ficar velha, ela perderia o lugar que lhe é destinado na sociedade: **"Torna-se um monstro que suscita repulsa e até mesmo medo."**

---

* "Em entrevista, Ney Matogrosso diz que pede para não usarem Photoshop em suas fotos", *Celebridades*, on-line, 27 nov. 2012.

Ela afirmou que muitas mulheres recusam, histericamente, a idade que têm. Essa seria uma opção frequente entre as mulheres que apostaram tudo na feminilidade, para quem o envelhecimento é uma radical desqualificação. Com as roupas, a maquiagem, os gestos, elas procuram atrair os homens, mas procuram, sobretudo, convencer-se de que podem escapar à lei comum. Agarram-se à ideia de que "isso só acontece aos outros" e que, para elas, que não são os outros, "não é a mesma coisa".

Tenho constatado em minhas pesquisas um enorme sofrimento de muitas mulheres em função da busca do corpo jovem, sexy e magro. Muitas estão obcecadas com a aparência e têm um verdadeiro pânico de envelhecer.

Quando pedi: "Dê um exemplo de uma pessoa pública que envelheceu bem", a atriz Fernanda Montenegro foi a pessoa mais citada. Os principais motivos apontados foram: "Ela não fez plásticas", "é elegante", "é discreta", "é séria", "tem dignidade", "aceita o envelhecimento", "não tenta parecer mais jovem", "não se comporta como adolescente como muitas atrizes velhas", "não fica querendo seduzir garotão".

A própria Fernanda Montenegro disse que é demagogia chamar 80 anos de "melhor idade". "O mais difícil é saber que você está na fase definitivamente conclusiva da vida. É melhor encarar." Com 83 anos, ela afirmou que nunca pensou em fazer *lifting*.

É de temperamento. Se você quiser tomar banhos de cirurgias plásticas, ótimo. Há quem fique feliz em ir se esticando pela vida, às vezes com resultados extraordinários. Perdi esse bonde. Quem quiser, tem que me querer com meus papos, minhas rugas.*

Depois de Fernanda Montenegro, dois homens foram muito citados como exemplos de bom envelhecimento: Oscar Niemeyer e Silvio Santos. Os dois foram citados em função do sucesso, poder, dinheiro, energia, lucidez, coerência, bom humor, alegria. A aparência não foi, no caso deles, citada como motivo de bom ou de mau envelhecimento. A atividade profissional e o sucesso masculino parecem apagar os sinais negativos do envelhecimento. Somente as mulheres sofrem um julgamento moral por comportamentos considerados inadequados para a idade e por apresentarem aparências "artificiais".

Quando pedi: "Dê um exemplo de uma pessoa pública que envelheceu mal", todas as respostas foram de atrizes, cantoras e apresentadoras de programas de televisão que fizeram um excesso de cirurgias plásticas, tornando-se "monstros", "deformadas", "desfiguradas", "esticadas", "artificiais". Também foram citadas atrizes, cantoras e apresentadoras que são vistas como

---

* Mônica Bergamo, "Fernanda Montenegro fala da dor de ver sua geração morrer e critica idealização da infância", *Folha de S.Paulo*, 2 dez. 2012.

tendo comportamentos inadequados para a idade, como "namorar garotão" ou "usar minissaia, decote ou roupa muito justa". Elas foram acusadas de serem "ridículas", "patéticas", "sem noção", "escandalosas". A principal razão para apontarem essas mulheres como exemplos de mau envelhecimento foi: "Elas não aceitam a idade que têm."

As pessoas públicas mais citadas como exemplos de mau envelhecimento foram: a atriz Susana Vieira, a cantora Elza Soares e a atriz Vera Fischer.

Dois exemplos ambíguos chamaram a minha atenção. Duas pessoas públicas foram muito citadas tanto como exemplos de bom envelhecimento quanto de mau envelhecimento. Quando apareceram como exemplos de bom envelhecimento, disseram que elas eram felizes, espontâneas, autênticas, alegres, ativas, irreverentes, contestadoras, divertidas, bem-humoradas, brincalhonas, joviais. Quando citadas como exemplos de mau envelhecimento, disseram que elas eram ridículas, sem noção, desbocadas, apresentavam comportamentos inadequados para a idade.

Os dois exemplos ambíguos foram de mulheres: a atriz Dercy Gonçalves e a apresentadora Hebe Camargo.

É importante destacar que os homens quase não foram citados como exemplos de mau envelhecimento. Eles também não foram mencionados como exemplos ambíguos. A grande maioria das respostas sobre mau envelhecimento esteve concentrada em mulheres famosas. Portanto, são feitas avaliações distintas a respeito do envelhecimento masculino e feminino. As mulheres foram muito mais julgadas pelo comportamento e pela aparência. Já os homens foram avaliados pela atividade, pelo poder e pelo sucesso.

Na verdade, o problema não é o fato de as mulheres citadas como exemplos de mau envelhecimento terem feito plásticas ou namorarem homens mais jovens. Outras mulheres famosas fizeram plásticas e têm relacionamentos com homens mais jovens e não foram lembradas como exemplos de mau envelhecimento. As famosas citadas são vistas como negando a idade e fingindo ser jovens. A não aceitação da própria idade é o verdadeiro problema do mau envelhecimento.

As diferenças nas respostas reforçaram a minha ideia de que, no Brasil, o corpo, especialmente o corpo feminino, é um capital. As respostas mostraram a importância da aparência jovem para as brasileiras.

Quando perguntei: "Você toma algum cuidado para envelhecer bem?", apenas nas respostas femininas apareceu: vou ao médico, uso filtro solar e creme hidratante. Nenhum homem deu esse tipo de resposta. Por outro lado, apenas nas respostas masculinas apareceu: tenho bom humor, mantenho a alma e o espírito jovem.

Os cuidados e as preocupações com a aparência apareceram somente nas respostas femininas, em todas as faixas etárias, mas praticamente desapareceram nas mulheres de mais de 60 anos.

Antes dos 60 anos, elas demonstraram muito medo de envelhecer em função das transformações do corpo:

rugas, cabelos brancos, facilidade para engordar, flacidez, celulites, estrias. Nas respostas das mulheres de mais de 60 anos, esse tipo de preocupação quase não apareceu.

Quando perguntei: "Você deixaria de usar algo porque envelheceu?", a diferença foi marcante: 96% das mulheres disseram sim; 91% dos homens disseram não.

Elas enfatizaram que não usariam minissaia. Também disseram que não vestiriam shorts, biquínis, roupas justas e decotadas, que evitariam acessórios exagerados, que não teriam cabelos longos e que não usariam franja ou rabo de cavalo.

Para elas, uma mulher mais velha que usa minissaia é "ridícula".

É muito curioso perceber que a minissaia, que foi um símbolo da libertação feminina nos anos 1960, foi o item mais citado como proibido para as mulheres que envelhecem. A proibição do uso da minissaia parece simbolizar a rejeição do corpo e da sexualidade da mulher mais velha. A aposentadoria da minissaia e de outras roupas consideradas jovens revela um controle social muito maior sobre o envelhecimento feminino do que sobre o masculino.

Os homens disseram que não mudariam nada na sua forma de vestir, permanecendo, quando mais velhos, fiéis ao estilo que sempre tiveram.

Uma jornalista de 59 anos disse:

Eu sempre gostei de cabelos longos, mas fiquei com medo de ser considerada uma velha ridícula se continuasse com o cabelo na cintura. Aposentei meus shorts, saias curtas, botas, camisetas, jeans e vestidos justos, apesar de continuar magra e com o corpo em forma. Passei por uma verdadeira transformação para me tornar uma senhora respeitável. Já o meu marido continua usando o mesmo jeans desbotado, as mesmas camisetas surradas, o mesmo tênis velho. Morro de inveja!

O marido, um jornalista de 62 anos, contou:

Minha mulher parece outra pessoa. Cortou o cabelo bem curto. Mudou o guarda-roupa inteiro depois dos 50 anos. E ela é uma mulher linda, com o corpo mais bonito do que o de muita garota. Ela abandonou tudo o que sempre usou e gostou. Acha que tem que se vestir como uma velha só para não ser xingada de coroa periguete e velha ridícula.

Em *A dominação masculina*, Pierre Bourdieu afirmou que a dominação masculina, que constitui as mulheres como objetos simbólicos, tem por efeito colocá-las em permanente estado de insegurança corporal. Ou melhor, de dependência simbólica: elas existem para o olhar dos outros, como objetos receptivos, atraentes, disponíveis. Delas se espera que sejam femininas, isto é, sorridentes, simpáticas, atenciosas, submissas, discretas, contidas, apagadas.

Fugir da acusação de "velha ridícula" provoca a busca por uma aparência ideal para uma mulher mais velha. Ser discreta e elegante contribui para essa concepção de ser mulher, especialmente para a concepção de ser uma mulher mais velha. Sob o olhar dos outros, as mulheres se veem obrigadas a experimentar constantemente a distância entre a aparência real, a que estão presas, e a aparência ideal, a qual procuram infatigavelmente alcançar.

O corpo, que é um capital na juventude, pode ser uma prisão, caso as mulheres fiquem obcecadas pela aparência jovem. Como muitas afirmaram que, mais velhas, estão mais preocupadas com a saúde, o bem-estar e a qualidade de vida, o corpo pode deixar de ser uma prisão.

Em uma cultura como a brasileira, em que o corpo é um importante capital, o envelhecimento pode ser vivenciado como um momento de grandes perdas. Para muitas mulheres, que sabem valorizar outros capitais, o envelhecimento pode ser um momento de inúmeros ganhos, realizações, conquistas, descobertas, amadurecimento, cuidado, prazer e aceitação das mudanças nas diferentes fases da vida.

Em uma cultura como a brasileira, em que o corpo é um importante capital, o envelhecimento pode ser vivenciado como um momento de grandes perdas. Para muitas mulheres, que sabem valorizar outros capitais, o envelhecimento pode ser um momento de inúmeros ganhos, realizações, conquistas, descobertas, amadurecimento, cuidado, prazer e aceitação das mudanças nas diferentes fases da vida.

Homens e mulheres afirmaram que para envelhecer bem é necessário olhar a vida com bom humor e aprender a transformar tragédias em comédias. Disseram que é fundamental aprender a rir de si mesmos.

Dar risada

DECIDI APROFUNDAR A reflexão sobre o processo de envelhecimento analisando a importância da risada, do bom humor e da leveza na invenção de uma "bela velhice". Percebi, pelos dados coletados, que os homens enfatizam mais a importância do humor para o bom envelhecimento. Já as mulheres dão mais importância aos cuidados com a aparência e saúde.

"Ficar ranzinza, mal-humorado e perder a alegria" foram muito citados como aspectos negativos do envelhecimento. O bom envelhecimento estaria ligado à manutenção da alegria, do bom humor e da leveza. A risada foi considerada pelos homens e pelas mulheres um tipo de prevenção contra o envelhecimento físico e mental.

Uma professora de 60 anos foi enfática ao ser indagada sobre os cuidados para envelhecer bem: "Para envelhecer bem, eu sou feliz, dou muitas risadas."

Elaborei um novo questionário e apliquei em 500 homens e mulheres com as seguintes perguntas: "Você ri muito ou pouco?", "Você gostaria de rir mais?", "O que faz você rir?", "Quem ri mais, o homem ou a mulher?", "Que dicas você daria para rir mais?", entre outras.

De todos os achados da pesquisa, o que mais me chamou a atenção foi a diferença entre as respostas masculinas e femininas: 84% dos homens disseram rir muito, enquanto 68% das mulheres disseram o mesmo. Além disso, mais da metade das mulheres (60%) confessou que gostaria de rir mais, enquanto 60% dos homens disseram que estão satisfeitos com suas risadas.

E por que afinal as mulheres são mais sisudas? A explicação dada pelas próprias mulheres é que rir demais pode ser malvisto pela sociedade. Elas temem não parecer sérias, responsáveis e competentes. Querem passar uma imagem pessoal e profissional de equilíbrio, confiança e maturidade. No entanto, muitas invejam a liberdade que os homens têm de brincar sem se preocupar com a opinião alheia.

A risada parece ser um privilégio masculino e um desejo feminino. Homens brincam, divertem-se e riem muito mais do que as mulheres.

Descobri, no entanto, que as mulheres mais velhas dão mais risadas. Elas colocam o foco no próprio prazer e deixam de se preocupar com o que os outros pensam.

Elas deram as seguintes dicas para rir mais: rir de si mesma, não se levar tão a sério, não levar as coisas tão a sério, não se preocupar com a opinião dos outros, sair mais com as amigas, ser mais leve, namorar ou casar com alguém bem-humorado, assistir a filmes e shows divertidos, fugir de pessoas pesadas, ter mais prazer, não se preocupar tanto com os problemas, ser menos crítica com os outros e consigo mesmas, não se preocupar muito com a aparência, não se cobrar tanto, ser mais simples, conviver mais com crianças, pensar que cada dia pode ser o último, comer mais chocolate. As mulheres falaram da risada como um importante elemento para uma vida mais livre, feliz e prazerosa.

As dicas masculinas para rir mais foram: beber e ter amigos.

Homens e mulheres afirmaram que para envelhecer bem é necessário olhar a vida com bom humor e aprender a transformar tragédias em comédias. Disseram que é fundamental aprender a rir de si mesmos.

Eles também disseram que é importante ignorar pessoas mal-humoradas, invejosas, maldosas, rabugentas, fofoqueiras e deprimidas. Falaram de um verdadeiro contágio negativo que esse tipo de pessoa tóxica pode provocar, contaminando o prazer e até mesmo a saúde deles.

Eles afirmaram enfaticamente que rir é o melhor remédio para tudo e para todos, especialmente para aqueles que envelhecem.

Um depoimento curioso é o de uma funcionária pública aposentada de 68 anos. Ela disse que namora um economista de 40 anos. Ele é casado com uma mulher de 32 anos e tem duas filhas.

> *Ele diz que está comigo porque sou carinhosa, compreensiva, alegre. Ele me chama de sweetheart. Eu adoro! Reclama que a mulher dele é muito mandona, briga muito, exige demais. Ele morre de medo dela. Sabe como ele chama a mulher? Madame Mim, bruxa, megera. Ele sente falta de carinho, de aconchego, quer alguém que cuide dele, que o admire, que o respeite. Sei que não é por falta de opção que ele está comigo. Então, eu capricho. Estou sempre cheirosa e arrumada, sou supercarinhosa, cuido dele, faço massagem, preparo comidinhas gostosas, sou compreensiva, atenciosa, digo que ele é o melhor amante do mundo. Ele quer alguém que ria das brincadeiras bobas que ele gosta de fazer. Nós dois rimos muito quando estamos juntos. Coisa que ele não consegue fazer com a mulher, que está sempre reclamando de tudo. Não cobro nada, não reclamo de nada. E ele sempre volta para mim.*

A ideia de libertação por meio da risada apareceu em inúmeros depoimentos femininos. De um lado, as mulheres mais velhas disseram que se sentem mais livres e seguras para rir de si mesmas. De outro, elas afirmaram que a própria risada é libertadora.

Um bom exemplo é o de uma professora universitária de 65 anos. Ela disse que a risada é vista no meio acadêmico como uma forma de descontrole, irracionalidade, falta de civilidade. Para ser respeitada pelos seus pares, ela procurou ser distante, fria, racional. Mais velha, conseguiu mudar de postura e experimentar o que considera uma verdadeira libertação: rir de si, dos outros e "ser ela mesma".

O mundo acadêmico é um mundo de gente que não sabe rir. Eu chegava para dar aulas e tinha que fingir que estava triste, pois chegar feliz pegava mal, era um verdadeiro estigma. Eu sempre fingia que estava com um problema gravíssimo, fazia a cara mais infeliz do mundo. Ia a congressos científicos e tinha que passar dias convivendo com gente que se leva demasiadamente a sério, sempre de cara fechada, de mau humor, reclamando de tudo. Cada um mais arrogante e preconceituoso do que o outro, se achando superior. Quando me aposentei foi a minha verdadeira libertação. Não quero mais essas pessoas doentes e infelizes na minha vida. Só quero ter saúde e dar boas risadas.

É interessante o depoimento de uma médica de 63 anos que afirmou que a risada é o melhor remédio para um envelhecimento saudável e feliz. Para ela, a melhor terapia é aprender a rir de bobagens e rir de si mesma. Como médica, ela constatou que as pessoas que riem são mais saudáveis "de corpo e de alma", ficam menos doentes e estão sempre cercadas de amigos. Ela disse que "rir é a melhor prevenção contra a depressão e as doenças da velhice".

Sabe uma coisa que descobri tarde demais? A gente passa a vida inteira tentando agradar ao outro: os filhos, o marido, os amigos. Só agora, depois de velha, descobri que tenho que aprender a agradar a mim mesma. Passei a vida inteira dependendo do olhar e da aprovação dos homens. Nunca fui realmente feliz e sempre me senti muito só. Estou tentando descobrir o que me faz feliz, as coisas que me fazem bem, como vou viver os poucos anos que me restam de uma forma realmente satisfatória. Estou tendo que aprender tudo de novo, descobrir quem eu sou, descobrir do que eu gosto. As coisas que me fazem rir me mostram o caminho que devo seguir daqui por diante. É a melhor terapia e ajuda a envelhecer com saúde.

Homens e mulheres afirmaram que rir é o melhor remédio para envelhecer bem. As mulheres disseram que a risada tem outro aspecto muito positivo: ela rejuvenesce.

Uma comissária de bordo de 52 anos disse que cada vez que ri libera endorfina e faz uma verdadeira ginástica no rosto, no corpo e na alma. Além disso, disse que fica muito mais bonita, sedutora e atraente:

Eu faço muita piada de mim. Sou desastrada, levo tombo, falo bobagem. Tenho um amigo que me faz chorar de rir, faço até xixi na calça de tanto rir. Quando eu rio de gargalhar, eu sinto que rejuvenesço cinco anos. Dou uma gargalhada e vou para os 45 anos. Botox não deixa rir. É uma estupidez. Eu fico com ruga, mas fico feliz. Para mim, rir é uma terapia. E o melhor: é de graça. A graça é uma graça de graça!

Um pequeno depoimento mais pessoal se faz necessário. A descoberta do papel do humor no processo de envelhecimento mudou radicalmente minha forma de ser e de me relacionar com os outros. Passei a rir muito mais desde então. Aprendi a rir de mim mesma, especialmente das minhas inseguranças e obsessões. Foi uma verdadeira revolução na minha vida amorosa e profissional.

Depois de uma crise aos 40 anos, descobri que o humor pode ser a melhor saída para enfrentar as dificuldades decorrentes do envelhecimento. Meus textos, palestras e aulas passaram a ser muito mais divertidos. Tenho conseguido provocar muitas risadas. Minha vida como um todo ficou mais gostosa. Só depois dos 50 me senti segura para "ser eu mesma". A segurança pessoal e profissional que conquistei me abriu as portas da liberdade. Aprendi a dizer não e a priorizar a saúde e a amizade. Posso afirmar categoricamente: "É o melhor momento da minha vida."

Eles também disseram que é importante ignorar pessoas mal-humoradas, invejosas, maldosas, rabugentas, fofoqueiras e deprimidas. Falaram de um verdadeiro contágio negativo que esse tipo de pessoa tóxica pode provocar, contaminando o prazer e até mesmo a saúde deles.

A ideia de libertação por meio da risada apareceu em inúmeros depoimentos femininos. De um lado, as mulheres mais velhas disseram que se sentem mais livres e seguras para rir de si mesmas. De outro, elas afirmaram que a própria risada é libertadora.

Como as mulheres que pesquisei, sinto-me mais livre para colocar o foco nos meus próprios desejos, para não me preocupar tanto com a opinião dos outros ou com a autoimagem. Passei a rir muito mais, a buscar momentos de prazer com as minhas amigas, meus amores ou mesmo sozinha. Sinto-me mais livre para brincar e para me divertir. Sou mais livre para "ser eu mesma".

Construir a (própria) "bela velhice"

As descobertas das minhas pesquisas foram decisivas para as transformações que tenho experimentado com o meu envelhecimento. Quero terminar o livro falando sobre o que de mais importante aprendi para construir a minha própria "bela velhice".

Apesar de muitos acharem que sou uma pessoa extrovertida, sou muito tímida. Cada vez que dou uma palestra, uma aula ou uma entrevista, parece que estou agindo contra a minha própria natureza. Gosto de ficar em casa sozinha, trabalhando, lendo e, principalmente, escrevendo.

Escrever foi o jeito que encontrei, desde muito cedo, de resolver os problemas, de elaborar os sentimentos, de encontrar as saídas. Desde criança, escrever é o meu projeto de vida. Acredito que escrever é a melhor rima para sobreviver.

Gosto muito de um trecho das *Cartas a um jovem poeta*, de Rainer Maria Rilke:

> *Investigue o motivo que o impele a escrever: compro-
> ve se ele estende as raízes até o ponto mais profundo
> do seu coração, confesse a si mesmo se morreria caso
> fosse proibido de escrever. Pergunte a si mesmo, na
> hora mais silenciosa da madrugada: "Preciso escrever?"
> Desenterre de si mesmo uma resposta profunda. E, se
> ela for afirmativa, se for capaz de enfrentar essa per-
> gunta grave com um forte e simples: "Preciso", então
> construa sua vida de acordo com tal necessidade.*

Perguntei a mim mesma, na hora mais silenciosa da madrugada: "Preciso escrever?" Sim, eu preciso, respondi. Eu não conseguiria viver sem escrever. Posso passar dias sem comer, dormir ou falar com qualquer pessoa, mas, desde adolescente, não passei um dia sequer sem escrever. É o que dá significado à minha vida.

Simone de Beauvoir perguntou aos seus leitores se conseguiram transformar o "sonho sonhado" em "sonho realizado". Eu responderia que sim, pois estou fazendo aquilo que sempre foi a minha maior vontade e fonte de significado: escrever. E agora, nesta fase da minha vida, escrever sobre a "bela velhice".

Iniciei o livro *Coroas* contando uma crise profunda e inesperada, ao fazer 40 anos. Fui, pela primeira vez, a uma dermatologista para que ela me receitasse algum hidratante e um filtro solar, produtos que nunca havia usado até então. Após um breve exame da minha pele, ela, observando atentamente meu rosto, perguntou: "Por que você não faz uma correção nas pálpebras?

Elas estão caídas. Você vai ficar dez anos mais jovem." Sem me dar tempo para responder, continuou: "Por que você não faz um preenchimento ao redor dos lábios? E botox na testa para tirar as rugas de expressão? Você vai rejuvenescer dez anos."

Paguei a cara consulta, que ficou mais cara ainda, pois provocou uma crise existencial que durou quase um ano. "Faço ou não faço a cirurgia nas pálpebras? E o preenchimento nos lábios? E o botox na testa? Se eu fizer tudo o que ela me recomendou, poderia ficar dez anos mais jovem. Eu sou culpada por estar envelhecendo. A culpa é minha!"

O mais surpreendente é que nunca havia tido esse tipo de preocupação antes dessa consulta. Confesso que fico feliz quando dizem que pareço ser muito mais jovem do que realmente sou, especialmente quando os mais generosos (ou mentirosos) dizem que pareço ter 37 anos. A dermatologista me fez enxergar rugas e flacidez que antes eram invisíveis para mim e que, a partir de então, passei a desejar eliminar para "ficar dez anos mais jovem".

Em minhas palestras e aulas, costumo dizer que tive e tenho muita vontade de fazer todos os procedimentos para rejuvenescimento presentes no mercado. Digo, de forma irônica, que só não faço tudo o que gostaria por motivos profissionais: para não perder a legitimidade que conquistei como crítica dessa ditadura da juventude e da beleza. Na verdade, não fiz e não faço, pois tenho muito medo de transformar o meu rosto, de não gostar de me ver com a face paralisada ou esticada demais. Gosto e me sinto muito bem com o corpo que tenho hoje e ainda não sinto o estigma de ser uma velha.

Mergulhei profundamente na crise dos 40, saí dela após alguns meses de sofrimento e comecei a brincar com o fato de estar envelhecendo. Alguns anos depois, como forma de criar uma resistência lúdica, inventei o grupo Coroas, composto de mulheres de mais de 50 anos. Tentei seduzir minhas amigas a participar dele, e todas recusaram veementemente. Algumas disseram: "Se for Coroas Enxutas eu participo." Outras: "Se for Jovens Coroas ou Coroas Gostosas, pode ser." A maioria reagiu indignada: "Eu não sou coroa!" Um amigo me disse que, se eu nomeasse o grupo com K, Koroas, talvez tivesse mais sucesso, pois ficaria muito mais chique.

Após uma palestra em Copacabana, na qual defendi a criação do Coroas, um grupo de mulheres sugeriu que eu desse um curso intitulado "A arte de envelhecer, com Mirian Goldenberg" ou "Como ser uma coroa sem sofrer". Em uma reunião em Porto Alegre para pensar a criação de novos programas de televisão, sugeri que fosse feito um com o nome Coroas, mostrando a vida de diferentes mulheres que passaram dos 50 anos. Apesar de todos gostarem muito da ideia, ela não se efetivou.

E assim, até hoje, sou a fundadora e única integrante do grupo Coroas. Em todos esses anos de tentativas de difundir a ideia, percebi que é mais fácil criar um grupo com indivíduos que são explicitamente estigmatizados do que com aqueles que podem e querem esconder o possível estigma. Um bom exemplo é o do grupo Criolinhas, estudado em dissertação de mestrado por uma aluna. As adolescentes passaram a usar um termo usual de acusação, criola, como categoria de afirmação de uma identidade valorizada por elas. Eu queria fazer o mesmo com o termo coroa: transformar uma categoria de acusação em uma identidade valorizada positivamente por todas as mulheres que estão envelhecendo. Mas o fato de o estigma poder ser encoberto, o fato de as mulheres de mais de 50 anos acharem que não são coroas ou acreditarem que podem parecer mais jovens do que realmente são, além do fato de não se sentirem valorizadas socialmente ao assumirem a própria idade, impossibilitaram a criação do meu grupo.

Como não consegui viabilizar a existência do grupo Coroas, do programa de televisão ou de qualquer outra ideia, resolvi que o meu primeiro livro sobre envelhecimento teria como título *Coroas*. Assim, me assumi publicamente como militante do grupo Coroas e também apresentei algumas reflexões importantes sobre o envelhecimento feminino. O título é resultado do questionamento permanente sobre o significado de ser mulher na cultura brasileira e é também uma forma de resistência lúdica. Busco tirar o estigma da categoria coroa e combater os estereótipos e preconceitos que cercam a mulher que envelhece.

Toda essa discussão culminou com o "Manifesto das Coroas Poderosas", publicado na *Folha de S.Paulo*, citado na introdução do livro.

Hoje posso dizer que o meu processo de envelhecimento está sendo muito mais tranquilo do que eu imaginava. Não tive mais crises em função da idade e espero nunca mais ter. Não fiz plástica, aplicação de botox, não uso maquiagem, não busco parecer mais jovem do que sou. E acho que tenho conseguido administrar relativamente bem os problemas da minha idade.

Como as mulheres que pesquisei, sinto-me mais livre para colocar o foco nos meus próprios desejos, para não me preocupar tanto com a opinião dos outros ou com a autoimagem. Passei a rir muito mais, a buscar momentos de prazer com as minhas amigas, meus amores ou mesmo sozinha. Sinto-me mais livre para brincar e para me divertir. Sou mais livre para "ser eu mesma".

Apesar de acreditar que não existem segredos ou receitas para construir uma "bela velhice", descobri que rir muito, especialmente de mim mesma, está sendo o meu melhor remédio. Procurei, em cada capítulo do livro, destacar o que aprendi de mais importante para inventar a minha própria "bela velhice": encontrar o meu projeto de vida, buscar o significado da minha existência, conquistar a liberdade, almejar a felicidade, cultivar as verdadeiras amizades, viver intensamente o presente, aprender a dizer não, respeitar a minha vontade, vencer os meus medos, aceitar a minha idade e dar muitas risadas.

Recentemente, em uma entrevista, perguntaram: "Mas, afinal, o que é ser eu mesma?"

Respondi que "ser eu mesma":

É usar as roupas de que gosto e não as que os outros estão esperando que eu use. É gostar do meu nariz, mesmo que ele não seja minúsculo e perfeitinho. É ter carinho e respeito por quem me tornei. Mas meu ideal é dialético: é a combinação de duas mulheres que fazem parte da minha história, que me inspiram. As duas mulheres que mais me ensinaram a ter a coragem de dizer não, a respeitar minhas vontades e verdades. Simone de Beauvoir me ensinou que o principal valor a ser buscado é a liberdade. Leila Diniz me ensinou que é possível rimar liberdade com felicidade. Leila Diniz dizia que era uma mistura de Marilyn Monroe com Dercy Gonçalves. Eu gostaria de ser uma mistura de Simone de Beauvoir com Leila Diniz. Mas descobri que só posso ser inteira Mirian Goldenberg. É isso que venho buscando: ser 100% Mirian Goldenberg.

De certa forma, o projeto de inventar uma "bela velhice" é o resultado do encontro dialético das minhas duas musas inspiradoras: procurei combinar as ideias que tive ao estudar *A velhice*, de Simone de Beauvoir, com o jeito irreverente, bem-humorado, leve e alegre de Leila Diniz.

É impossível negar as perdas que cada um de nós experimenta com o envelhecimento, mas elas não foram o foco deste livro. Como disse na introdução, preferi, até por perceber que muitos autores já abordaram com profundidade esse aspecto da velhice, aprofundar a discussão sobre os ganhos dessa fase da vida. Espero ter conseguido mostrar um pouco da poesia possível na velhice e, também, que são inegáveis os aspectos belos e positivos da última fase das nossas vidas.

Não é nada fácil pensar em risadas, bom humor e leveza na velhice. Para muitos, é uma fase de doenças, graves ou não, de problemas financeiros ou crises nos relacionamentos. Pode ser uma fase de solidão, de medos, de inseguranças, de perdas.

Talvez o ideal fosse aprender, em fases anteriores da vida, a exercer a capacidade de brincar, de rir dos outros e especialmente de si, de ser "meio Leila Diniz".

Depois de concluir este livro, percebi que **é possível rimar a palavra idade com maturidade, felicidade, reciprocidade, dignidade, autenticidade, serenidade, finalidade, oportunidade, personalidade, sensibilidade, curiosidade, intensidade, profundidade, prioridade, centralidade, espontaneidade, sinceridade, integridade, totalidade, naturalidade, singularidade,** individualidade, originalidade, necessidade, humanidade, preciosidade, estabilidade, continuidade, tranquilidade, generosidade, positividade, assertividade, flexibilidade, plasticidade, elasticidade, criatividade, ludicidade, inventividade, capacidade, mobilidade, adaptabilidade, cumplicidade, proximidade, intimidade, atividade, produtividade, possibilidade, vitalidade, maioridade, longevidade, jovialidade, visibilidade, sexualidade, conjugalidade, feminilidade, masculinidade, maternidade, paternidade, subjetividade, objetividade, realidade, utilidade, comunidade, simplicidade, facilidade, prosperidade, racionalidade, fidelidade, responsabilidade e muito mais idades.

Paro por aqui porque as rimas possíveis para idade são quase infinitas, mas quero destacar que as minhas preferidas são: maturidade, serenidade, autenticidade, reciprocidade e dignidade.

Li em algum lugar, não lembro mais onde, que nós ensinamos o que precisamos aprender e escrevemos sobre o que precisamos conhecer.

Escrevi este livro sobre a invenção de uma "bela velhice" como uma espécie de diálogo imaginário entre as minhas ideias e as de Simone de Beauvoir. O fato de conhecer tão profundamente sua obra me inspirou a buscar um novo olhar sobre o significado do envelhecimento. Sua defesa da liberdade como o principal valor da vida está presente em cada linha do meu livro.

Termino com as palavras da própria Simone de Beauvoir convocando seus leitores a ouvir a voz dos mais velhos e ajudar a romper com a conspiração do silêncio que cerca a velhice:

Paremos de trapacear: o sentido de nossa vida está em questão no futuro que nos espera. Não sabemos quem somos, se ignorarmos quem seremos: aquele velho, aquela velha, reconheçamo-nos neles. Isso é necessário, se quisermos assumir em sua totalidade nossa condição humana. Para começar, não aceitaremos mais com indiferença a infelicidade da idade avançada, mas sentiremos que é algo que nos diz respeito. Somos nós os interessados.

Agora é a minha vez de convocar os meus leitores
É preciso quebrar esse silêncio.
Peço que me ajudem a descobrir o caminho para inventar uma "bela velhice" para todos os interessados: os velhos de hoje e os velhos de amanhã.

É preciso quebrar esse silêncio.
Peço que me ajudem a descobrir o caminho para inventar uma "bela velhice" para todos os interessados: os velhos de hoje e os velhos de amanhã.

Referências bibliográficas

BAUMAN, Zygmunt. *A arte da vida*. Rio de Janeiro: Zahar, 2009.

BEAUVOIR, Simone de. *O segundo sexo*. São Paulo: Difusão Europeia do Livro, 1967.

———. *A velhice*. Rio de Janeiro: Nova Fronteira, 1990.

BOURDIEU, Pierre. *A dominação masculina*. Rio de Janeiro: Bertrand Brasil, 2010.

FRANKL, Viktor. *Em busca de sentido*. Petrópolis: Vozes, 2008.

GOLDENBERG, Mirian. *O corpo como capital*. São Paulo: Estação das Letras e Cores, 2007.

———. *Coroas: corpo, envelhecimento, casamento e infidelidade*. Rio de Janeiro: Record, 2008.

———. *Toda mulher é meio Leila Diniz*. Rio de Janeiro: BestBolso, 2011.

———. *Corpo, envelhecimento e felicidade*. Rio de Janeiro: Civilização Brasileira, 2011.

———. *Velho é lindo!* Rio de Janeiro: Civilização Brasileira, 2016.

———. *Liberdade, felicidade & foda-se!* São Paulo: Planeta, 2019.

RILKE, Rainer Maria. *Cartas a um jovem poeta*. Porto Alegre: L&PM, 2009.

Este livro foi composto na tipografia Adobe Garamond Pro, em corpo 12/16, e impresso em papel off-white no Sistema Cameron da Divisão Gráfica da Distribuidora Record.